KB182840

풋 자고 싶습니다

푹 자고 싶습니다

오늘부터 시작하는 포근한 수면 처방전

초 판 1쇄 2024년 11월 01일

지은이 최소양
펴낸이 류종렬

펴낸곳 미다스북스
본부장 임종익
편집장 이다경, 김가영
디자인 임인영, 윤가희
책임진행 김요섭, 이예나, 안채원, 김은진, 장민주

등록 2001년 3월 21일 제2001-000040호
주소 서울시 마포구 양화로 133 서교타워 711호
전화 02) 322-7802~3
팩스 02) 6007-1845
블로그 http://blog.naver.com/midasbooks
전자주소 midasbooks@hanmail.net
페이스북 https://www.facebook.com/midasbooks425
인스타그램 https://www.instagram.com/midasbooks

ISBN 979-11-6910-889-8 03510

값 17,500원

미다스북스는 다음세대에게 필요한 지혜와 교양을 생각합니다.

푹 자고 싶습니다

오늘부터 시작하는 포근한 수면 처방전

최소양 지음

미다스북스

추천사

많은 사람이 불면증으로 고통을 받고 있다. 불면증은 단순히 불면만이 아니라 여러 심리적 증상과 함께 나타나는 경우가 많다. 불면증은 공황장애, 조울증, 불안, 낮은 자존감, 상실감, 스트레스 등 다양한 심리적 어려움으로 촉발되기도 하고, 반대로 불면증이 이러한 심리적 고통을 증폭시키기도 한다.

이 책은 불면의 다양한 원인과 형태를, 사례를 통해 생생하게 보여주고 있으며, 해결을 위한 다양한 방안을 제공하고 있다. 수면제로 불면이 해결된다면 세상에 불면증이 없을 것이다. 수면제가 일시적으로는 불면증에 도움이 될지 모르지만, 결코 불면증을 해결해 주지 못한다. 결국은 자신의 마음을 이해하고 다루는 심리적 능력을 양성하는 것이 필요하다.

저자는 심리학자로서 오랜 기간 임상 현장에서 불면의 밤을 보내는 사람들을 푹 잘 수 있게 돕는 경험을 쌓아왔다. 또한 인지행동치료에 능할 뿐만 아니라, 명상·마음챙김·긍정심리 훈련(Meditation·Mindfulness·Positive_ psychology Training, MMPT) 티처로서 명상, 마음챙김, 긍정심리 등 심리적 어려움을 경감시키고 심리적 건강을 증진시키는 심리중재기법에 익숙하다.

이 책은 불면증의 치료뿐만 아니라 일상의 삶의 질을 높여주는 건강한 생활 습관, 호흡 훈련, 이완법, 자비 훈련, 마음챙김, 웰빙인지기법, 웰빙 행동기법 등 마음을 다루는 심리중재기법을 친절하게 소개하고 있다. 이러한 기법들은 질 좋은 수면에 도움이 되고 일상의 스트레스를 해소하고 마음의 근력을 키우는 데도 유익하다.

우리는 누구나 살면서 불면증까지는 아니더라도 종종 불면의 밤으로 어려움을 경험하기도 한다. 또 불면은 아니더라도 잠의 질이 썩 좋은 것 같지 않다고 느끼는 사람도 많을 것이다. 이 책은 불면으로 고통받는 사람들뿐만 아니라 일반인에게도 건강한 수면 습관을 형성하는데 많은 도움이 될 것이다.

김정호

덕성여대 심리학과 명예교수
(전)한국심리학회장
(전)한국건강심리학회장
(전)대한스트레스학회이사장

프롤로그

2014년 봄, 대학원에서 김정호 교수님을 통해 마음챙김 명상을 접하게 되었다. 마음챙김을 배우면서 나와 타인에 대한 이해가 깊어졌고, 그 덕분에 여유로운 시선으로 삶을 바라볼 수 있게 되었다. 그러나 삶의 역경들에 매 순간 흔들린다. 그럴 때마다 나를 지탱해 주는 건 마음챙김이다. 마음챙김의 매력에 빠져 석사 졸업 후에는 마음챙김을 교육할 수 있는 수면센터를 선택했다. 그곳에서 불면증 인지행동치료, 복식호흡, 마음챙김 명상을 교육하고 치료하며 의미 있는 시간을 보냈다.

『푹 자고 싶습니다』는 잠으로부터 고통받는 사람들을 위한 수면 서적이다. 수면 센터에서 회사원, 간호사, 요양보호사, 소방관, 대기업 CEO, 소상공인들, 정치인, 대학원생, 주부, 어르신, 수험생, 조각가, 큐레이터, 항해사, 비행기 조종사 등 다양한 사람들을 만났다. PART 1에 이런 분들의 수면 이야기를 담았다. 개인 비밀 보호를 위해 이름, 직업, 성별, 나이 등을 수정하고 여러 사례를 합쳐서 새로운 이야기로 재창조했다. PART 2는 불면증 인지행동치료, 이완 기법, 마음챙김, 긍정심리 기반의 행동 기법들을 안내했다. 이 책은 잠에 대한 불안의 현장에서 겪은 잠에 대한 생생한 이야기와 잠에 대한 노하우를 담고 있다.

"이런 말을 하는 것이 선생님을 힘들게 하는 건 아닌지 모르겠어요."

치료비를 내고 상담을 받으면서 이렇게 말씀하는 분들이 많다. 자신의 힘 듦을 이야기하는 것이 치료자에게 부담을 주는 것이 아닌지를 걱정한다. 불면증은 주로 이타적인 사람들이 겪는다. 남에게 모진 말을 못하고 거절 을 못 한다. 그리고 등에 진 짐이 많고 책임감이 강해서 어깨는 딱딱하게 뭉쳐있다. 타인에게 친절하고 타인의 욕구에 우선인 분들이다. 착해도 너 무 착하다. 그리고 나도 착하다. 나와 결이 비슷한 분들이다. 그래서 나는 불면증 환자를 깊이 공감하고 이해하기가 수월했다. 잠을 못 잔다는 것을 눈 밑에 다크써클, 힘이 없는 목소리와 눈동자, 건조한 피부, 마른 몸을 통 해 가시적으로 알 수 있다. 가시적인 모습만으로도 측은지심이 올라온다.

십 년 후, 이 책을 다시 펼치며 소중한 경험을 나눠준 분들을 기억하고 싶 다. 지금 혼자서 잠과 힘겨루기를 하고 있는 당신에게, 이 책이 수면 회복 의 길로 안내하는 지름길이 되어주기를 진심으로 바란다.

2024년 가을
최소양

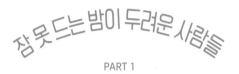

PART 1

sleep 1. 불안의 어둠이 서서히 잠들고

sleep 2. 성취와 잠의 갈림길에서

sleep 3. 자존감 회복을 위한 수면 여정

sleep 4. 상실감은 최선을 다했다는 증거

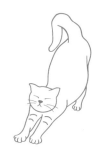

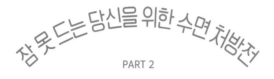

PART 2

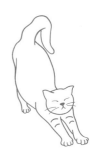

sleep 3. 생각을 잠재우는 특급 처방

불면증 연구소

잠 못 드는 밤이 두려운 사람들

PART 1

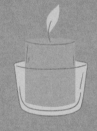

공황을 온몸으로 겪은 날

"인간이 근원적이면 근원적일수록
불안은 그만큼 깊다."
_키에르케고르

창욱 씨는 IT쪽에서 성공한 중간관리자로 일하고 있었다. 수시
로 회의가 있고 업무강도도 다소 센 편이었다. 힘든 일이 있어도
'지나가면 나아지겠지, 이 정도쯤이야' 하면서 자신의 힘듦을 의식
하지 못한 채 하루하루를 버텨 냈다. 그러나 밤에 자려고 누울 때
불규칙적으로 뛰기 시작하는 심장 소리는 견디기 힘들었다.

치료자   언제 공황장애 증상이 시작되었어요?

창욱 씨   출장에서 돌아오던 고속도로에 차들이 꽉 막혀 있었어요. 늘
        막히는 도로라 대수롭지 않게 여기며 서행하고 있었어요. 그
        런데 심장이 걷잡을 수 없이 뛰기 시작했고 호흡이 가빠오면
        서 숨을 쉴 수가 없었어요. 다행히 3차선에 있어 간신히 비상
        등을 켜고 차를 갓길로 세웠죠. 숨이 막히는 고통은 계속되

었고 그렇게 한동안 차 안에 있었어요. 그리고 그날 응급실로 달려갔죠. 심전도, 부정맥, 혈압, 뇌 MRI 검사를 했는데 이상하게도 이상 소견이 없었어요. 의사 선생님이 정신건강의학과로 가 보라 하더군요. 그곳에서 질문지 작성과 여러 질문이 오간 후 공황장애라는 진단을 받았어요. 그렇게 공황발작을 경험한 후 약을 먹으면서 지내고 있어요.

치료자 공황장애는 스트레스로 인해 시작하는 경우가 많아요. 눈물을 참으며 밥을 꾸역꾸역 먹고 있다든지, 가끔 가슴이 답답하다든지, 웃음이 없어진다든지 그런 증상들이 있었을 거예요. 스트레스가 누적되어 있는데 별거 아닌 걸로 생각하고 넘겼을 거예요. '좋아지겠지. 괜찮겠지' 하면서요. 공황장애는 다른 병원에서 치료받는 거죠?

창욱 씨 지인이 소개시켜준 병원에서 치료받고 있어요. 그런데 지금은 불면증이 더 힘들어요. 중간에 잠에서 깨면 창밖을 내다보면서 생각이 많아져요. 요즘 명상 책을 보고 있는데 제가 명상에 관심을 가질 줄 몰랐어요.

치료자 명상이 도움이 될 거예요. 어떤 명상을 하고 있나요?

창욱 씨 호흡 명상은 계속하고 있고 요즘은 몸 명상을 하고 있어요. 호흡 명상에 비해 주의(attention)가 몸의 여러 부위별로 움직이기 때문에 호흡이 오히려 안정되는 느낌이 들어요.

치료자   그렇군요. 심장 쪽에서 거리가 있는 발 부위에 집중하는 게
       답답함을 잠재울 수 있죠. 공황 증상이 올 때는 호흡에 집중
       하면서 '옴~'소리를 내거나 옆 사람에게 말을 걸거나 눈앞에
       보이는 문장을 읽어 보세요. (중간 생략) 지금 회사 휴직 중이
       시죠? 낮 동안에 어떻게 보내고 계시죠?

창욱 씨 오전엔 딸을 학교에 보내고 집에서 야구 프로그램을 보다가
       점심을 먹고 요가 학원에 가죠. 근력운동보다는 요가가 마음
       이 편할 것 같아서요. 저녁에는 족욕도 하고 독서 등 수면 관
       련 지침들을 준수하고 있어요.

치료자   오전 시간은 딸을 등교시킨 후 TV 보기 이외에는 별로 하는
       것이 없네요. 그럼 걷기를 조금 더 해 보는 건 어떨까요?

창욱 씨 그래도 이것저것 집안일을 하면 시간이 잘 가더라고요. 요가
       학원을 갈 때 차량을 이용 안 하고 걸어서 왔다 갔다 해 볼게
       요. 그리고 운동을 안 가는 날은 더 많이 걸어 보도록 할게요.

창욱 씨는 치료 기간이 다소 길었다. 2개월 후 창욱 씨 치료는 2
주에 한 번씩으로 기간을 두고 치료하였다. 3, 4개월 후부터는 한
달에 한 번 정도의 치료를 했고 공황장애 약물도 많이 줄였다.

치료자	수면 리듬은 초창기에 비해 좋아졌어요. 불안한 증상은 어떤가요?
창욱 씨	요즘도 자려고 누우면 가끔 불안해요. 요즘은 우이천을 따라 걷기를 많이 하는데 그때도 불현듯 심장 두근거림이 나타나요.
치료자	그럴 땐 어떻게 대처하나요?
창욱 씨	심장 두근거림이 계속되지 않을 거라는 것을 알기 때문에 '잠깐 머물다 가겠지'라고 의도적으로 생각해요.
치료자	스스로 대처법을 찾았네요. 공황장애약 알프람은 담당 주치의의 진료에 따라 계속 복용하는 게 좋아요. 수면제를 끊은 것은 잘하셨어요.

공황장애는 깊게 하는 복식호흡과 몸 명상이 도움 된다. 잠자리에 눕기 전 버퍼존에서 몸과 마음을 이완한다. 그리고 수시로 명상을 연습하는 시간이 필요하다. 푸르른 자연 속 걷기, 몸에 대한 알아차림, 규칙적인 운동을 실행해 보자.

공황장애로 잠 못 드는 당신,
PART 2 <이완 연습>에서 수면 처방전을 받아 보세요.

조증의 널뛰기, 10억 투자

"조울증은 나의 삶의 일부이며,
나는 그것을 숨기지 않는다.
그것은 나를 나로 만드는 데 도움을 주었다."
_캐리 피셔

조울증은 극과극의 기분 변화로 우울증과 조증이 번갈아 나타나는 질환이다. 기분이 들뜨고 고양되는 조증의 증상을 보일 때는 실패에 대한 두려움보다는 자신감이 급상승한다. 조증이 올라갈 땐 평소에 안 하던 행동을 한다. 통장에 있는 돈과 신용카드를 마구 사용하거나 갑자기 사업투자나 현금투자를 한다. 생각의 속도가 휙휙 빠르게 날아다니고 말이 속사포처럼 빨라진다. 그러다 어느 순간 기분이 다운되는 우울 증상의 기간을 가지면서 상실감과 허탈감에 빠진다.

30대 중반의 세희 씨는 판교에서 자그마한 경영컨설팅 회사를 운영하고 있다. 조증 상태에서 10억을 투자한 주식이 잘못되는 바람에 잠을 못 이루기 시작했다. 이때부터 세희 씨의 행동과 말이 평소와 다름을 남편이 알아차린 후 대학병원에서 양극성 장애(조울증) 진단을 받았다. 치료실에 들어오는 세희 씨의 기분이 좋아 보였다. 치료실에 앉자마자 예상했던 대로 말을 쏟아 냈다. 한 주간의 이야기를 따발총처럼 쏟아 내고 있어 말을 자르기가 어려웠다. 앞으로의 사업계획을 이야기할 때는 기분이 다소 고양되어 보였다. 수면 관련 지침들을 세세하게 물어보고 싶은데 도무지 말할 틈을 안 주었다.

"제가어제는11:00pm에잠들어7:00am에기상했어요. 자기전에독서하다가조울증약과수면제 복용후잠이와서침대에누웠어요. 잠을좀자는것같아요. 운동시작과자기전독서가수면에도움이 되네요. 지난주말엔인터넷을검색하다태플릿pc중고품을구입했는데이거예요. 새거나다름없죠? 제가아는인터넷사이트에서아주저렴하게구입했어요. 선생님도그사이트알려드릴까요? 지난주에는업무차만나야하는사람이있어서상수동에있는한파스타식당에갔는데거기분위기도좋고맛도좋았어요. 찾아보니유명한곳이더라고요. 이동네자주가시면제가알려드릴게요. 그리고조울증치료하러대학병원담당주치의한테다녀왔어요. 아는분소개로알게되었는데유명연예인들도그분께치료받았다고하더라고요. 컨설팅의뢰가들어와일도조금씩하고있고이젠뭔가할수있을것같아요.오늘은일정이없어한가한편이고내일부터는스케줄이꽉차있어요. 요즘사업아이템도잘떠오르고이것저것계획하고있어요."

세희 씨의 끊임없는 말에 정신이 혼미해졌다. 수면 지침들과 이완 활동을 잘하고 있는지 확인을 해야 했기에 말을 적당히 끊고 치료를 진행했다.

치료자   그동안 하고 싶었던 말들이 많은가 봐요. 조금 있다 사업에
         대한 이야기를 나누도록 하고 수면과 관련된 사항들을 점검
         하면서 치료를 진행해도 될까요?

세희 씨   네, 그럼요. 치료받아야죠.

치료자   조울증은 잠을 잘 자야 하는데 요즘 수면이 괜찮다니 다행
         이네요. 조울증의 경우엔 수면 제한법을 엄격하게 적용하지
         는 않아요. 지금처럼 7~8시간 잘 자면 돼요. 하지만 수면 시
         간이 충분하지 않으면 조울증이 심해질 수 있다는 것을 꼭
         기억하세요. 조울증은 잠을 잘 자는 게 중요합니다.

세희 씨   잠을 잘 자고 있어서인지 컨디션도 좋고 회복된 느낌이 들어
         요. 기분도 좋고 일도 서서히 시작할 수 있을 것 같아요. 그런
         데 한 가지 걱정되는 것이 있어요. 조증이 심해질 때 분노 조
         절이 안 되고 말이 험해져서 의도치 않게 지인들과 대화하다
         실수를 할까 봐 겁이 나요.

치료자   네~ 그렇죠. 관계에 대한 불안과 두려움이 클 거예요. 통제가
         안 되는 부분이라 걱정이 될 겁니다. 하지만 치료를 잘 받고

약을 잘 복용하면 그렇게까지 걱정을 안 해도 돼요. 그리고 친밀한 관계라면 조울증을 겪는 것에 대해 털어놓고 양해를 구해 보는 것도 한 방법이에요.

세희 씨 그렇죠. 양해를 구할 수도 있는데 신뢰, 관계, 일까지 다 잃어버릴까 봐 두렵네요. 지금은 가족밖에 믿을 수가 없어요. 그리고 10억 투자 손실을 어떻게 메워야 할지 막막해요.

치료자 막막할 것 같아요. 한두 푼도 아니고 거금이라 생각할수록 열불이 나겠어요. 요즘은 손실금에 대해 생각할 때 기분이 어떠세요?

세희 씨 그게 작년 일이라 그때는 세상이 무너지는 느낌이었고 화가 솟구쳤어요. 하지만 조울증과 불면증을 겪으면서 내려놓게 되더라고요. 지금은 어느 정도 수용하고 수습 중인 상태랍니다.

치료자 수습이 잘 되었으면 좋겠네요. 무엇보다 지금은 치료에 더 집중하세요. 현재 도장이나 재산 관리 및 자금 관리는 누가 하고 있나요?

세희 씨 조울증 진단을 받은 후부터는 남편에게 모든 걸 맡겼어요. 신용카드도 마구 쓸 수 있어서 신용카드 사용 한도를 확 낮췄어요. 한번 물건을 사기 시작하면 조절이 안 돼요.

조울증 치료와 불면증 인지행동치료는 겹치는 부분이 많다. 햇빛보기, 운동하기, 규칙적인 생활, 조금 덜 열심히 사는 태도(강박적 완벽주의를 내려놓는 태도) 등이 중요하다. 다만, 조울증의 경우 수면 시간을 과도하게 제한하지 않는 것이 다를 뿐이다. 조증기간 동안 무리한 투자나 과소비, 분노 조절 문제도 심각하지만 우울증 기간 동안 무기력하고 뭘 해도 재미가 없어져서 자살 충동이 들 때가 더 위험하다. 여기에 불면증까지 겹치면 정도가 심각해진다. 따라서 조울증은 약물치료와 인지행동치료를 충분히 한 후, 의사의 안내에 따라 약물을 서서히 줄여나가야 한다. 불면증이 좋아지면 조울증의 호전에도 도움이 되기 때문에 두 치료를 병행하는 것이 바람직하다.

조울증으로 잠 못 드는 당신,
PART 2 <이완 연습>에서 수면 처방전을 받아 보세요.

나만의 루틴, 과연 잠에 도움이 될까?

"휴식은 일의 끝이 아니라,
새로운 시작의 준비이다."
_존 러스킨

윤아 씨는 고등학교를 졸업한 후 설렘과 떨림으로 미국 유학길에 올랐다. 14시간 비행 후 도착한 곳은 뉴욕시티. 어린 나이에 낯설고 힘든 유학 생활이었지만 인생에서 거쳐야 할 단계로 생각하고 하루하루를 호되게 자신을 몰아붙이며 생활했다. 쏟아지는 과제물과 시험으로 외국의 정취를 느낄 여유도 없었다. 과제에 몰두하다 시계를 보면 밤 2시~3시는 훌쩍 넘어갔다. 과제물을 마치고 기진맥진이 된 채 침대로 몸을 던졌다. 알람 소리가 울린 건 아침 8시. 3~4시간의 수면 후 맞이하는 뉴욕시티의 하늘은 여느 때처럼 청명했다. 윤아 씨는 고된 유학 생활과 몇 년 간의 회사생활을 마치고 귀국했다.

치료자   원하는 기상 시간이 있나요?
윤아 씨   아침 9시면 될 것 같아요.

치료자   지금 오전 11시, 12시에 일어나잖아요, 처음부터 9시는 무리

예요. 제 생각엔 오전 10시에 알람을 맞추고 기상을 하는 건

어떨까요?

윤아 씨   음~~ 수면 시간이 불규칙적이라 낮 12시까지 힘들어서 누

워 있어요.

치료자   잠을 자도 잤다는 느낌이 없으니 피곤해서 누워 있는 거겠

죠. 그러나 잠을 자지도 않으면서 누워 있는 행동을 줄여야

해요. 깊은 잠을 위해 수면 시간을 제한하는 방법이 있어요.

오전 10시를 기상 시간으로 하고 새벽 4시 전후로 졸릴 때

침대에 눕는 거예요.

윤아 씨   새벽 4시요? 제 수면 시간이 들쑥날쑥해서요.

(한숨) 일단 해 볼게요.

치료자   건강한 수면은 규칙적인 생활이 중요해요. 기상 시간은 오

전 10시, 잠자리에 드는 시간은 4시 전후로 해서 수면이 규

칙적으로 흐르도록 노력해 보도록 해요. 새벽 4시 전에 참

기 어려울 정도로 졸리면, 바로 잠자리에 가서 누우세요.

윤아 씨는 귀국 후 얼마간의 한국 적응기를 거친 후 미국에 있는 친구와 함께 작은 회사를 설립했다. 오전 수면, 오후 2시 출근, 오후 운동, 수시로 회의 및 미팅, 저녁엔 업무 관련 미팅 후 필라테

스, 집에 오면 밤 10시, 밤 12~1시 미국 회사와 전화 통화, 자기 계발 공부, 방 정리, 족욕, 샤워, 간단한 요가, 필사, 호흡 명상, 잠자리에 눕기의 하루 일정을 매일 반복한다.

치료자   윤아 씨, 수면 관련 지침들을 한 주간 잘 실천했는데 한 가지 우려되는 점이 있어요. 자기 전의 활동들을 반드시 다 해야 하는 건 아니에요. 자기 전의 활동들 중에서 하나만 해도 괜찮아요. 활동량이 많았던 날은 호흡법만 하고 잠자리에 들어도 돼요. 강박적으로 하다 보면, 지침들 중 하나라도 안 하게 되는 날에는 불안해서 잠이 오지 않을 수 있어요. 모든 지침들을 다 지켜야 잠을 잘 수 있다는 강박이 생기지 않도록 마음의 유연성을 가져 보세요.

윤아 씨   제가 강박이 심해요. 자기 전에 안 씻으면 도저히 잠을 못 자요. 자기 전에 공부도 해야 하고 방 정리도 해야만 잠을 잘 수 있어요.

치료자   그런 루틴들을 다 해야 한다는 강박이 수면에 영향을 주죠. 이제부터는 수면 지침들을 유연하게 실천해 보도록 해요.

윤아 씨는 깨진 수면 패턴으로 인해 미국에서 회사 생활을 할 때 출근 시간을 지키는 일이 어려웠다. 귀국 후엔 사업을 시작하면서 출근 시간에 대한 압박감은 사라졌다. 그러나 밤에는 미국의 회사와 연락을 해야 하고, 자기 전에는 자기 계발 공부를 하느라 수면이 한참 뒤로 밀렸다. 그녀는 회사를 성장시키고 싶었으며, 외모도 남들보다 뒤처지기 싫었고, 자기 발전도 끊임없이 하고 싶었다. 물론 자기 성장과 자기 관리도 필요하다. 하지만 한두 가지는 하지 않아도 된다는 마음의 여유와 모든 것을 루틴에 따라 완벽히 해야 한다는 강박적인 생각과 행동을 내려놓는 게 필요하다. 한두 가지를 못한다고 해서 인생의 결과치가 크게 달라지지 않는다. 멀리, 그리고 높이 바라보는 시각이 필요하다.

나만의 루틴으로 잠 못 드는 당신,
PART 2 <수면 제한>에서 수면 처방전을 받아 보세요.

수면과 성취 사이

"당신의 꿈을 실현하기 위해 노력하는 것은 중요하지만,
그 꿈을 꾸기 위해 잠을 자는 것도 마찬가지로 중요하다."

_알렉스 모건

현우 씨(24세)는 181cm의 큰 키에 다소 마른 몸, 둥근 갈색 테두리의 안경, 짧은 갈색 머리, 청색 남방의 옷차림을 하고 있었다. 대학을 졸업한 후 곧바로 대학원에 진학하였다. 서울에 소재한 공학 대학원 2학기였다. 대학원 1학기에는 시간적 여유도 있었고 숨이 찰 정도로 바쁘진 않았다. 그런데 2학기가 시작하면서 전공 프로젝트와 논문 준비 등으로 정신이 없었다.

"대학원 과정 2학기 과정 중에 있어요. 워낙 프로젝트에 들어가면 스트레스가 많아 잠을 못 자요. 대학원 생활이 숨이 막힐 때가 많아요. 이공계의 시스템은 뭐가 하나 잘못 되면 풀어내야 할 게 많아서 세밀함과 꼼꼼함이 필요해요. 하나라도 잘못 설계되면 다시 엎어야 하고 감내해야 할 대미지가 많아요. 자기 전까지 컴퓨터 작업을 하기도 하고 특히 큰 프로젝트를 할 때는 잠을 더 못 자는 것 같아요. 컴퓨터 작

업을 끝내고 침대에 누워서 ASMR를 사용해 봤는데 이젠 그마저도 효과가 없어요. 잠을 못 잔 날에는 낮에 확실히 집중이 덜 돼요. 그래서 작업의 속도가 다른 날에 비해 현저히 떨어지게 되죠. 이런 이유로 잠에 대한 집착이 생겼어요."

치료자   열심히 살고 있네요. 조금은 쉬어도 될 것 같은데요?

현우 씨   그게 잘 안돼요. 세상에 태어난 이상 뭔가를 이루고 가야 할 것 같아요. 그래서 잠을 자는 시간이 아깝게 느껴져요. 어쩌면 저 자신에게 잠을 자도록 허용을 안 하는 것 같기도 해요.

치료자   잠을 자는 게 시간을 허비한다고 느끼는군요. 잠을 자야 낮에 잘 기능할 수 있어요. 현우 씨는 일과 휴식의 경계가 필요해요. 에너지를 많이 쓰고 있어요. 주말에라도 쉼의 시간을 갖는 건 어때요?

현우 씨   그래서 주말에는 친구들과 밥도 먹고 온전히 쉬려고 노력은 하고 있는데 마음은 쫓기고 있어요. 평일에는 해 오던 프로젝트에 매달려 있고 지금 새로운 프로젝트가 있어 자기 전에 이완법을 못하고 있어요.

현우 씨는 하루하루가 긴장된 상태라 이완법의 빈도를 늘리고 간간이 걷는 시간이 필요하다. 그리고 에너지의 한계치를 넘나들고 있어 한계치에 대한 알아차림을 교육했다. 호흡이 목 부위에서 막혀서 숨이 안 쉬어지면 에너지의 한계에 다다른 것이다. 숨을 쉴 수 없을 정도로 극도로 짧은 호흡의 빈도와 강도가 증가할 때 잠깐 멈춘다. 그리고 자신을 들여다봐야 한다. 이대로 괜찮은지? 내가 한계를 뛰어넘으려고 하는 건 아닌지 자세히 살펴야 한다. 목표를 향해 달려가는 과정에서 스스로를 돌보는 것이 우선이다.

수면과 성취 사이에서 잠 못 드는 당신,
PART 2 <마음챙김>에서 수면 처방전을 받아 보세요.

취업의 벽 앞에서 작아진 나

"열등감의 느낌은 완전히 사라지지 않으며,
우리는 그것을 극복하려는 노력 속에서 발전한다."
_알프레드 아들러

지방 소도시 출신인 소희 씨는 서울이라는 환경이 생소했다. 게다가 전공도 원하던 전공이 아니어서 방황하다 대학을 졸업했다. 친구들은 대기업에 취직했고 그녀는 아직 취직을 못 한 상태였다. 설상가상으로 아빠의 갑작스러운 은퇴로 집안 사정은 급격히 나빠졌다. 집안 사정이 악화되다 보니 집에서는 취업에 대한 압박이 심했다. 소희 씨는 언제부터인가 침대에 누우면 잠이 오지 않았다. 새벽 2시, 3시가 되어도 의식은 선명해지고 생각이 많아졌다. 옅은 하늘 색 벽지, 갈색 옷장, 핑크색 침대 프레임이 달빛에 선명하게 보였다.

치료자　지금 수면 상태가 어떠세요? 밤 10시쯤 침대에 누운 후 아침 8시에 침대에서 나오네요.

소희 씨　거의 잠을 못 자고 있어요. 머리가 띵하고 낮에는 아무것도 할 수가 없어요. 취업 준비도 해야 하는데 잠을 못 자니 집중이 안 돼요.

치료자   오전 시간에 많이 누워 있는데 오전에 규칙적으로 할 수 있는 일을 찾으세요. 무조건 오전 시간을 알차게 보내야 해요.

소희 씨   거의 체력이 바닥이 나서 오전에 뭔가를 할 여력이 있을지 모르겠어요.

치료자   처음엔 힘들 수 있지만 나이가 젊으니 버틸 수 있어요. 오전의 규칙적인 활동은 잠들기까지 시간을 단축해 줘요.

소희 씨   짜준 시간표대로 노력해 볼게요.

3회기 치료를 마치고 2주 후, 소희 씨는 영어 유치원에 취업했다. 더는 경제적으로 버틸 수 없는 상황이라 자신이 원래 목표로 하던 타 직장의 꿈은 잠시 접어두었다. 규칙적인 생활 덕분에 수면은 차츰 좋아지고 있었다.

소희 씨   회사 취업에 대한 목표를 잠시 접으니 마음이 편해졌어요. 요즘은 자는 느낌이 들어요. 그런데, 며칠 전 대기업에 다니는 친구들과 주말에 모임이 있었는데 그날은 잠을 못 잤어요. 친구들과 나누었던 말과 표정들이 떠올라서 생각이 많아졌죠. 잘나가는 친구들이 부러웠어요.

치료자 친구들의 모습이 부러웠군요. (중간 생략) 친구들의 시선으로 자신을 보지 말고 자신의 눈으로 자신을 바라보세요. 소희 씨는 먼저 자신과의 관계 정립이 필요합니다. 나와의 관계가 부드러워지고 편안해지면 자존감도 자연스럽게 커질 거예요.

소희 씨 자신과의 관계 정립이라는 말이 잘 와닿지 않아요.

치료자 소희 씨가 자신에게 건네는 말이 무엇인지, 어떤 시선으로 자신을 바라보는지 살펴보세요.

소희 씨 음~~실수나 실패의 상황에서 저에게 비난의 말을 자주 해요.

(중간 생략)

치료자 소희 씨는 평소에도 되새김질하는 습관이 있을 거예요. 전문용어로 반추(rumination)라고 하죠. 자신의 했던 행동과 말, 과거의 부정적인 사건들에 대해 지나치게 되돌아보는 것은 좋지 않아요.

소희 씨 맞아요. 자기 전에 하루에 있었던 일이나 과거의 부정적인 일을 떠올리는 것이 습관화되었어요. 회사 취업에 여러 번 떨어졌던 일들이 머릿속에서 맴돌아요. 그러다 보면 생각이 많아져서 잠을 못 자요.

소희 씨는 바빠진 일정으로 인해 수면 리듬을 회복할 수 있었다.

반추를 줄이는 마음챙김 명상 실천하기, 나에게 따스한 자기자비 문구 건네기, 자기비난 및 자기면박 멈추기, 찌질한 모습 직면하고 수용하기, 나의 장단점을 적어 본 후 장점에 더 주의를 기울이기, 부정적 사고 대신 긍정적 사고 늘리기를 통해 소희 씨가 자신과의 관계를 회복할 수 있도록 안내했다.

작아진 나로 잠 못 드는 당신,
PART 2 <내 안의 다정함을 만나다>에서 수면 처방전을 받아 보세요.

명품 옷은 나의 무기

"아무도 반달을 사랑하지 않는다면
반달이 보름달이 될 수 있겠는가?"
_정호승

집에 돌아오는 버스 안, 창가에 비친 자기 모습을 바라본다. 거무칙칙한 피부에 튀어나온 광대뼈, 둥근 코, 작은 키, 외모 중에서 마음에 드는 곳이 하나도 없다. 친구인 상민이는 키가 181cm에 명품 옷을 걸치고 다닌다. 친구는 키가 커서 옷을 입으면 태가 나고 주변인들에게 인기가 많았다. 그런 상민이가 부러웠다. 석진 씨는 부모님이 주는 용돈이 있지만 명품 옷을 살 정도는 아니었다. 그래서 아르바이트를 시작했다. 명품 옷을 걸치면 친구만큼은 아니더라도 조금은 멋있어 보이지 않을까 하는 생각에서였다. 그는 대학교 3학년에 재학 중이다. 밤 아르바이트를 줄이고 공부에 더 치중해야 할 때이다. 어느 날부터인가 귀가 후 잠들기까지 시간이 오래 걸리기 시작했다. 이리저리 뒤척이며 새벽에야 겨우 잠이 들었고 악몽에 시달리기도 했다.

석진 씨   자꾸 수면 시간이 뒤로 밀리고 있어요. 잠이 드는 데 2~3시

간이 걸리기도 하고, 요즘은 해가 뜰 때쯤 겨우 잠이 들어요.

치료자   아, 입면까지 2~3시간이 걸리고, 이른 아침에 겨우 잠이 드

는군요. 정말 힘드시겠어요. 아르바이트가 늦은 시간에 끝

나는 것도 수면이 뒤로 밀리고 있는 이유 중 하나예요. 밤에

몸의 각성도가 높아 쉽게 잠이 오지 않는다고 했는데, 혹시

아르바이트 시간을 낮으로 바꾸는 건 가능할까요?

석진 씨   음~~ 2년 동안 해 온 아르바이트이고 조건이 좋은 편이라

쉽게 그만둘 수가 없어요. 웬만한 회사의 신입사원 연봉에

가깝고 퇴직금도 줘요.

치료자   그렇군요. 그렇게 좋은 조건이면 그만두기가 쉽지 않겠어

요. 그럼 일과를 파악한 후에 수면 스케줄을 같이 짜 보고,

수면 리듬의 경과를 살펴보는 게 어떨까요?

수면치료를 시작한 석진 씨는 서서히 수면 리듬이 회복되기 시
작했다. 거의 치료가 끝나갈 무렵 '선생님, 제가 한 가지 말씀드리
고 싶은 게 있어요. (머뭇거림) 제가 자존감이 낮아요.'

치료자   석진 씨는 자존감이 낮다고 생각하는군요. 언제부터 그런

생각을 했어요?

석진 씨   정확히는 모르겠는데 부모님께서 칭찬을 잘 안 하는 편이에
          요. 제가 초등학교 때 야구를 잘했거든요. 공부는 중위권 정
          도였어요. 부모님께 야구 잘한다는 말을 듣고 싶었는데 한
          번도 칭찬을 안 하셨어요. 오히려 야단을 맞은 기억밖에 없
          어요.

치료자   부모님께서 칭찬에 인색했나 보네요. 그 부분에 대해 부모
          님께 섭섭함을 표현해 봤나요?

석진 씨   아니요. 제가 생각해도 모든 면에서 뛰어난 게 없어요.

치료자   아르바이트를 2년 동안 꾸준히 한 것은 칭찬할 만한 일이에
          요. 공부하랴 일하랴 힘들었을 텐데 내색 안 하고 책임감 있
          게 잘했어요. 놀고 싶은 마음도 컸을 텐데 그 시간을 성실하
          게 보냈잖아요.

석진 씨   그건 제가 남들보다 비싼 옷을 입어요. 비싼 옷을 사기 위해
          아르바이트를 계속할 수밖에 없었어요. 외모 열등감도 있고
          자존감도 낮아 명품 옷에 집착하나 봐요. 선생님, 어떻게 하
          면 자존감을 높일 수 있을까요?

석진 씨가 지닌 장점이 무엇인지, 치료 과정에서 보여 준 석진
씨의 긍정적인 모습에 관하여 이야기 나누었다. 그리고 자신을 타
인의 시선과 말이 아닌 자신의 시선과 말로 바라보도록 안내했다.

자존감이 수면에 직접적인 영향을 미치는 것은 아니나 자존감이 낮은 사람은 잠들기 전, 혹시 내가 잘못한 일이 없는지, 타인에게 상처 주는 말이나 행동을 한 건 아닌지 하루를 되짚거나 걱정이 많아져 잠들기까지 시간이 오래 걸리기도 한다. 자존감을 높이려면 잘하는 것을 찾거나 작은 성공 경험을 자주 해 보는 것이 좋다. 예를 들면, 하루 10분 공원 산책, 햇볕 쬐기, 아침 기상 후 이부자리 정리, 하루 5분 달리기, 외출을 위한 옷 다림질하기와 같이 작은 목표치를 세우고 성공 결과를 바로 확인할 수 있는 것들을 해 보는 거다. 작은 목표치를 세우고 작은 성공 경험을 통해 타인이 가지고 있지 않은 나만의 장점에 집중해 보자. 체크리스트(to-do-list)를 만들어 시각적으로 보면서 매일매일 또는 한 주 단위로 체크해 보자.

자존감이 낮아 잠 못 드는 당신,
PART 2 <생각을 잠재우는 특급 처방>에서 수면 처방전을 받아 보세요.

무너진 취침 시간

"퇴직은 삶의 끝이 아니라,
새로운 모험의 시작이다."

_캐서린 펄시

지훈 씨의 고향은 울산이다. 가난한 집에서 태어나서 새벽 공부로 아침을 시작하며 서울에 있는 국립대에 들어갔다. 졸업 후 D그룹에 입사해 일 중심의 생활을 이어 갔다. 회사의 일에 전념한 덕분에 진급도 제때 이루어졌고, 그만큼 보람과 성취감도 상당히 컸다. 그러던 어느 날, 갑작스러운 은퇴를 맞이했다. 새벽 6시면 어김없이 집을 나서며 밤까지 일에 몰두했던 시간을 흘려보내야만 했다. 현재 새로운 인생의 전환점에 서 있다.

치료자   은퇴를 한 지 1개월 정도 되었는데 은퇴 준비는 하셨어요?

지훈 씨   회사가 매년 재계약하는 시스템이라 언제든지 그만둘 수 있다는 마음이었어요. 은퇴를 대비해 자격증도 미리 따 놓았죠. 하지만 막상 은퇴를 맞이하다 보니 막막해요.

치료자   은퇴한지 얼마 되지 않아서 적응하는 데 시간이 필요하죠.

자격증도 미리 따 놓고 삶을 열심히 살았네요.

지훈 씨   재취업을 하면 수면이 좋아질까요?

치료자   당장은 수면치료가 우선이고요, 마음이 안정된 후에 재취업을 고려해 보는 것이 좋을 것 같아요. 한 주간의 생활은 어땠어요?

지훈 씨   (침묵) 음~~ 일할 땐 하루하루가 바쁘게 돌아갔는데~~ (침묵) 이제 적응해야죠. 거의 매일 친구들과 저녁 약속을 잡거나 낮에는 산책하거나 산에 오르고 있어요. 집에 있지 않아요.

지훈 씨의 수면 문제는 다음과 같다.

"저는 거의 평생을 취침 11시~기상 5시 규칙적인 생활을 해왔어요. 재미있는 TV를 보다가도 딱 11시만 되면 자러 들어갔어요. 잠을 잘 자야 업무에도 지장이 없고 집중도 잘 되니까요. 내일을 위해 잠을 잔다는 생각이 있었죠. 은퇴 후 11시에 잠자리에 들어야 하는데 11시가 되어도 눈은 말똥말똥해지면서 더 각성이 되었어요. 침대에 누우면 등에 닿는 매트리스의 감촉이 불편해지면서 몸을 계속 돌려 눕기를 반복했어요. 11시쯤 누워도 새벽 2시가 훌쩍 넘을 때까지 잠이 들지 않을 때가 많았어요. 어느새 잠이 들어 중간에 2, 3번 화장실에 가고 새벽이면 어김없이 눈이 떠졌어요."

치료자   은퇴는 삶의 큰 변환점이자 삶의 위기라고도 할 수 있어요. 현재 앞날에 대한 불안감과 잠에 대한 불안감이 같이 겹쳤어요. 이 시간을 계기로 당장 뭘 해야 한다는 생각보다는 자신에게 마음의 여유를 줘 보는 건 어떨까요? 과거엔 목적지를 향해 돌진했지만 지금은 주변과 나를 천천히 둘러봐도 될 것 같아요.

지훈 씨   요즘에는 내 인생을 찾아야 하겠다는 생각이 들어요. 옛날에는 등산할 때 숨이 가빠오더라도 정상을 향해 멈추지 않고 올라갔죠. 어제 등산을 하면서 사람들이 앞서 나가는 걸 보며, '아, 내가 늙었구나!'는 것을 깨달았어요.

치료자   그동안 앞만 보고 치열하게 달려왔는데 어제 등산을 통해 '삶의 속도를 줄여야겠다'는 생각이 들었군요. 생각이 많았겠어요. 다음 회기에는 지금 경험하는 수면 치료와 함께 상실감을 다뤄 보도록 해요.

지훈 씨는 잠들기가 힘든 수면 입면 문제를 겪고 있다. 40년간의 삶 동안 취침 11시~기상 5시의 생활을 습관적으로 고수해 왔다. 그래서 11시에 잠들어야 한다는 취침 시간 강박을 유연하게 바꿔주는 것이 치료의 핵심이다. 지훈 씨는 오전 시간에 아내와 함께 아파트 주변 산책길을 같이 걷는 루틴이 생겼다. 아파트 단지 내의

벤치가 어디에 있고 나무는 무슨 나무들이 있는지, 어떤 꽃들이 있는지를 살펴보면서 천천히 일과를 보낸다. 가족 부양과 회사에 대한 무거운 어깨의 짐을 내려놓고 제2의 인생 설계와 행복을 위해 고민해 보는 시간이 필요하다.

> Q 취침 시간이 무너져 잠 못 드는 당신,
> PART 2 <언제 침대에 누울 것인가>에서 수면 처방전을 받아 보세요.

나에게 주는 슬퍼할 시간

"이별은 잠을 멀리하게 만드는 슬픔이지만,
시간은 마음의 상처를 치유하는 가장 좋은 약이다."
_오비디우스

정우 씨는 30대 후반의 카피라이터이다. 야근과 밤샘 작업으로 낮과 밤이 뒤바뀌는 날이 많았다. 원래 잠이 안 좋긴 했었는데 여자 친구와 헤어진 후 잠을 더 못 이루고 있었다. 헤어진 상실감도 고통스러운데 불면증으로 허덕이고 있으니 하루하루가 지옥 같았다. 몇 번은 술기운으로 잠을 청해 보았지만 이젠 술기운으로도 잠을 자지 못한다. 이렇게 잠을 못 자다간 몸에 이상이 생길 것 같아 수면센터에 문을 두드렸다.

치료자   여자 친구와의 이별 후 겪는 상실감은 시간이 걸리죠. 수면 문제를 먼저 해결해야 하니 간단하게 움직일 수 있는 활동들을 안내할게요. 회사에서 점심시간 후에 걷기 30분 이상, 회사 내에서 이동할 때 층계 오르기, 퇴근 후에 집에서 가벼운 실내 운동하기. 이 정도는 할 수 있나요?

정우 씨	회사 구내식당을 주로 이용하고 있어서 밖으로 안 나가게 돼요. 모든 게 귀찮아서 식후에도 사무실에 앉아 있어요.
치료자	지금 좀 무기력한 상태네요. 음~그러면 퇴근 후 가벼운 운동만이라도 해 볼까요?
정우 씨	(긴 한숨) 퇴근하면 아무것도 안 해요. 그냥 침대에 누워만 있어요.
치료자	지금은 몸을 움직일 동력이 없군요. 무기력한 상태네요. 제가 제안한 활동 중에서 몇 개라도 실천해야 잠을 제대로 잤다는 느낌이 들어요.
정우 씨	(침묵) 이것저것 다 잊어버리게 잠이라도 푹 잤으면 좋겠어요.
치료자	요즘 잠자리에 눕기 전에 무엇을 하나요?
정우 씨	예전엔 여자 친구와 통화를 하다 잠이 들었는데, 지금은 딱히 할 것도 없어서 누워서 유튜브를 많이 시청하죠.

헤어짐은 우울증과 불면증을 유발한다. 일상이 무기력해지고 심신이 지쳐 있는 상태가 된다. 자기 전과 아침 기상 후에 여자 친구에 대한 생각으로 인지적인 각성이 일어난다. 많은 생각은 교감 신경계를 활성화하고 부교감 신경계(쉼을 담당)를 비활성화시킨다. 정우 씨에게 자기 전에 유튜브 대신 가벼운 스트레칭을 권했고 시간이 날 때마다 걷기를 권했다.

치료자　가벼운 걷기나 자기 전 활동 등 수면 위생 지침 중 일부는 잘 지켰어요. 심신이 지쳐 있는 상태에서도 노력을 했군요.

정우 씨　모든 지침을 완벽하게 지키지는 못했지만 지금은 자는 느낌이 들어요. 아침에도 개운한 느낌이 주4회 정도는 있어요.

치료자　술은 어느 정도 마시고 있나요?

정우 씨　아주 가끔만 친구들하고 마셔요. 자기 위해 술을 마시는 건 효과도 없고 의존성이 생겨서 안 마시려고 해요.

불면증 유발 요인 중 이별 후 겪는 상실감이다. 항상 옆에서 나를 바라봐주고 행복한 경험을 공유한 누군가를 잃는다는 것은 마음의 통증을 유발한다. 교통사고 환자가 통증을 느끼는 부위는 전측 대상회 피질(ACC: Anterior Cingulate Cortex) 부위이다. 놀랍게도 이별 후 겪는 고통에도 이 부위가 활성화된다고 한다. 인지 심리학자 김경일 교수는 "사람 때문에 아픈 것은 교통사고로 피 흘리는 것과 똑같다"고 했다. 상실감은 종종 가벼운 우울감을 동반한다. 마음이 무거워지면 몸도 그 무게에 짓눌려서 한 걸음을 내딛기가 쉽지 않다. 수면 위생(sleep hygiene)의 중요한 요소 중 하나는 규칙적인 운동이다. 하지만 상실의 늪에 빠져 있을 때는 운동이 필요하다는 것을 머리로는 이해하지만 몸을 움직일 에너지가 없다.

상실감으로 잠 못 드는 당신,
PART 2 <숙면 가이드>에서 수면 처방전을 받아 보세요.

시어머니와 남편 때문에 오늘도 불끈

> "내가 변화시킬 수 없는 것은 받아들이는 평화,
> 변화시킬 수 있는 것을 변화시키는 용기,
> 그리고 둘의 차이를 아는 지혜를 주세요."
> _라인홀드 니부어

순영 씨는 교장선생님이었던 아버지 품 안에서 곱게 자랐다. 온실 속에서 아무런 고생이 없었던 그녀는 결혼한 후 대가족 빨래와 청소는 기본, 끼니때마다 밥상 세 개를 차려야 했고 한 해 열다섯 번의 제사를 치러내야만 했다. 육체적으로도 힘든 건 말할 것도 없고 무엇보다 시모의 날카로운 눈은 그녀의 심장을 파고들었다. 시모의 호령이 떨어지기라도 하면 말대꾸는커녕 숨도 제대로 쉴 수가 없었다. 시모의 구박은 그녀가 딸을 낳고 더 심해졌다. 아들을 바랐던 시모는 그녀가 아들을 낳지 못했다 하여 대놓고 미워했다.

'어른한테 잘해야 한다'는 교육을 받고 자라서 시모에게 조금이라도 서운하게 대하면 큰일 나는 줄 알았다. 시모에게 사소한 반항도 하지 않고 삼십 년 이상을 같은 공간에서 인내했다. 시모가 고관절을 다쳐 요양원에 있는데도 수면제를 먹어도 잠을 잘 수가 없다. 잠을 못 자니 과거의 잔상이 자꾸 떠올라 화가 나고 시모에게 말 한마디 대들지 못했던 자신에게 화가 치밀어 올랐다. 억압되었던 화는 옆에 있는 남편을 향했다. 인고의 세월에 대한 보상과 위로를 남편에게라도 받고 싶은 걸까? 마음의 앙금이 몸에 쌓여 남편의 귀가가 늦어지기라도 하면 그녀의 분노는 용암처럼 솟구쳤다.

순영 씨   그런데 왜 남편한테 화가 날까요?

치료자   남편에게 화가 나는 이유를 순영 씨가 더 잘 알 것 같은데요. 화가 나는 이유가 뭘까요?

순영 씨   예전에 시모와 갈등이 심할 때 남편이 시어머니 편을 들었어요. 남편은 제 편이 아니었어요. 그때 억울하고 저 인간이 어쩜 저럴 수 있을까 남처럼 느껴졌어요. 그동안 시어머니를 위해 얼마나 희생하고 살았는데 지금 나를 이렇게 대해? 그런 생각이 들 때는 머리로 화가 솟구치는 것 같아요.

치료자   시어머니로 인해 순영 씨가 힘들어할 때 남편에게서 공감과 위로를 받고 싶었을 거예요. 의지하고 싶은 남편이 순영 씨 편을 안 들고 시어머니 편만 들었으니, 배신감도 크고 외로웠을 거예요.

살아온 세월 동안 몸에 쌓인 화병은 자율신경계 이상을 발생시킨다. 화라는 감정을 내보내는 방법은 다음과 같다.

첫째, 편안하게 호흡에 집중하면서 내쉬는 숨에 긴장이나 잡념을 흘려보낸다.

둘째, 자신의 감정이나 생각을 솔직하게 말하는 훈련을 한다. 처음이 힘들지 한번 자기표현 연습을 시작하면 그다음부터는 술술 나온다. 감정을 언어화하는 작업 속에서 치유가 일어난다. 글쓰기 또한 자기표현의 한 방법이다. 글쓰기 노트 속에 감정과 생각들을 쏟아낸다.

셋째, '착한 며느리, 착한 아내가 아니어도 괜찮다.', '조금 덜 착해도 괜찮다.', '가끔은 미움받을 용기도 필요하다.'라는 말을 반복적으로 되새긴다.

넷째, 화를 풀어내는 운동을 한다. 특히 걷기가 좋다. 걷는 활동을 통해 에너지를 발산하면 화라는 에너지도 몸 밖으로 배출되기 때문이다.

> 스트레스로 잠 못 드는 당신,
> PART 2 <활기찬 하루를 부탁해>에서 수면 처방전을 받아 보세요.

하루 19시간 풀가동

"책임은 여기서 끝난다."
_해리 S. 트루먼

수액을 꽂고 파란 환자복 차림의 지쳐 보이는 60대 초반의 상현 씨. 상현 씨는 유럽과 무역업을 운영하는 회사의 대표이다. 과거에 사람으로 인한 큰 배신을 당하면서 회사가 부도 직전까지 갔었다. 회사가 지금은 안정화가 되었지만 과거의 실수 때문인지 본인이 모든 것을 꼼꼼히 점검하려다 보니 쉴 틈이 없다. 자기 전에도 내일의 업무와 일정이 뇌리를 스치면서 좀처럼 잠들기가 쉽지 않다.

치료자   하루 일과를 설명해 주세요.

상현 씨   새벽 4시 30분에 기상을 한 후, 회사에 출근해서 하루 종일 회사 일만 해요.

치료자   기상 시간이 빠르네요. 그러면 몇 시에 퇴근해요?

상현 씨   매일 달라요. 저녁에도 회사 업무와 관련된 약속이 있고 간혹 일찍 퇴근해서 집에 가면 8시죠.

치료자　일찍 퇴근하는 날은 저녁에 뭐 하세요?

상현 씨　거실에서 신문을 보고 앉아 있다 서재로 들어가서 회사 일을 봐요.

치료자　회사 업무를 집에 와서도 하는 걸 보니 업무가 꽤 많은가 봐요. 컴퓨터로 서류 작업을 하는 건가요?

상현 씨　낮에 바빠서 확인을 못한 이메일을 확인하고 카톡으로 업무 보고를 받아요.

치료자　자기 전에 이메일을 확인하면 각성이 돼서 잠들기가 어려울 수 있어요. 자기 전에 확인하는 특별한 이유가 있을까요?

상현 씨　낮에는 회의가 많고 처리해야 할 일들이 많아서 이메일을 체크할 시간이 없어요. 하루 종일 바쁘다가 밤 11시~12시쯤 되어야 겨우 시간이 나죠. 유럽은 한국의 밤이 낮이기 때문에 한참 일이 진행되는 상황이라서 이때 전화 통화를 해야 할 때도 있어요. 이메일 확인 후 빨리 응답해 줘야 일이 진행되거든요.

치료자　이메일 확인을 초저녁에 하는 건 어떨까요? 덜 중요한 업무는 다른 직원들에게 맡기는 것도 좋고 회사 대표라고 모든 일을 다 맡아서 해야 하는 건 아니잖아요.

상현 씨　(망설임) 예전에 남에게 배신을 당한 경험이 있어서 맡기지를 못해요. 웬만한 것은 제가 다 알아서 하는 것이 마음이 편해요.

치료자　모든 것을 일일이 다 확인해야 해서 힘드시겠어요. 하루 일정이 새벽 4시 반에 기상해서 밤늦게까지 쉴 틈이 없는데 (한숨)…. 그럼, 조금이라도 운동할 시간이 있나요?

상현 씨　바빠서 운동할 시간이 없어요. 아주 가끔 저녁 산책 정도조.

치료자　하루의 일과를 듣다 보니 숨이 턱턱 막히는 기분이 들어요. 음~~ 점심 식사 후에 회사 근처를 걷는 것은 어떤가요? 기분 전환도 되고 햇빛도 잠깐 쐬고요. 몸을 움직이는 활동을 하는 게 좋아요.

　상현 씨를 두 번째 만난 것은 1주일 후였다. 오후 6시 치료 예약이었는데, 조금 늦게 왔다. 1회기 치료 때보다 혈색이 살아난 것 같아 안심되었다.

치료자　한 주간 잘 지냈어요? 혈색은 지난번보다 좋네요. 지금 컨디션은 어떠세요?

상현 씨　그때보단 나아졌어요. 좀 자거든요.

치료자　수면제를 처방해 갔는데 수면제는 효과가 있었나요?

상현 씨　잠이 안 올 때만 수면제 반 알을 일주일에 두 번 복용했어요. 수면제가 그래도 효과가 있었어요.

치료자　그랬군요. 조금이라도 잤다니 다행이에요. 하품이 나고 졸릴 것 같으면 수면제를 복용하지 말고 그냥 잠자리에 눕고 불안하고 잠을 못 잘 것 같은 날에만 복용하세요. 당분간은 간헐적으로 수면제를 복용하면서 치료를 진행하도록 할게요.

　치료의 중간에도 '우웅 우웅 우웅' 휴대폰 진동음이 계속 울려댔다. 핸드폰을 손에 쥔 그의 모습이 불안해 보였다. 상현 씨는 갑작스러운 일정이 생겨 치료 시간을 다 채우지 못하고 회사로 되돌아갔다. 그날 이후 그는 바쁜 일정으로 치료에 못 왔다. 급성 불면증의 경우 단기적 수면제 처방이 수면 리듬 회복에 도움이 된다. **하지만 수면제 장기 복용은 수면제 의존이 생길 수 있으니 반드시 수면 전문의와 상의 후 복용하기를 바란다.**

하루 풀가동으로 잠 못 드는 당신,
PART 2 <이완 연습> <마음챙김>에서 수면 처방전을 받아 보세요.

회사의 외톨이

"내가 왜 이렇게 느끼는지 모르겠어요. 하지만 나만 이런 건 아니에요.
우리 모두가 때때로 외톨이처럼 느낍니다."

_프리다 칼로

희수 씨는 제법 공부를 잘했다. 대학교에서 경제학을 전공한 후 졸업 후 신의 직장이라는 공기업에 버젓이 입사했다. 2015년 어느 날, 부서 이동이 있었다. 그 부서엔 일 안 하기로 유명한 박 과장이 있었다. 박 과장이 회의를 마친 후 희수 씨를 부른다.

"희수 씨, 이거 내일까지 할 수 있겠어? 다음 주 회의 때 부장님께 보고 드려야 하는데, 다른 일을 제쳐두고 이 보고서를 빨리 작성해 줘. 중요한 보고서라 꼭 좀 부탁해."

"과장님, 제가 이번 주까지 끝내야 하는 일이 있는데 다른 팀원에게 맡기거나 다음 주까지 완성하면 안 될까요?"

"안 돼. 말했잖아. 이거 중요한 보고서라고. 어떻게든 해봐."

그녀는 단호한 어조로 거절하고 싶었지만, 조용한 한숨과 함께 무거운 발걸음을 돌렸다. 자리에 돌아온 그녀는 반복되는 이런 상황에 화가 나고 가슴이 조여 왔다. 그녀는 오늘도 혼자 점심을 먹었다. 오히려 혼밥이 더 편했다. 동료들의 냉담한 시선과 태도도 힘들고 회사엔 내 편이 아무도 없는 듯했다. 회사의 딱딱한 분위기, 주눅 드는 기분, 자신이 형편없는 존재로 느껴졌다. 문득 창밖을 바라봤다. 해가 지는 풍경에 먹먹해졌다.

'내가 대응을 잘 못하는 걸까'

'무엇이 문제일까'

'내가 동료들에 대해서도 과도하게 예민한가?'

'다들 나에게 말도 안 걸고 나를 싫어하는 걸까'

'내가 바보인가'

'박 과장한테 더 강력히 거절했어야 하는데…'

그녀는 부정적인 곱씹기를 하면서 천천히 우울과 무기력의 늪에 빠져 들었다. 아침에 눈을 뜨고 싶지 않은 날들이 많아지면서 밑도 끝도 없이 마음이 가라앉았다. 그녀는 누적된 회사 업무, 그 안에서의 인간관계 문제들로 석 달 병가를 낸 상태이다.

희수 씨 회사에서 겪었던 그간의 일들이 머릿속을 맴돌면서 다른 행동을 할 여력이 안 되네요.

치료자 아침에 기상하시기는 어때요? 규칙적으로 기상 시간에 일어나는 것은 괜찮아요?

희수 씨 아침에 약기운 때문인지 뭔지는 모르겠지만 멍하니 몸을 일으키기가 힘들어요. 알람이 울려도 끄고 계속 침대에 누워 있어요.

치료자 약기운 때문에 머리도 몽롱하고 일어나기가 쉽지 않을 거예요. 이해합니다. 기상 시간을 아침 8시로 정했는데 아침 10시까지 자는 것은 좋지 않아요. 아침 8시에는 침대에서 일어나세요. 인지행동치료는 극적으로 수면이 좋아지진 않아요. 그러나 제가 설명한 지침들을 잘 믿고 따라오면 서서히 수면 리듬을 회복할 수 있어요. 무기력증이 있으니 가벼운 활동부터 해 보도록 해요. 예를 들면 근력운동까진 아니더라도 하루 30분 걷기, 좋아하는 활동 중 최소 한 가지 해 보기. 할 수 있겠죠?

그녀의 에너지가 돌아올 수 있도록 기다리면서 수면제를 서서히 끊는 것으로 치료 방향을 정했다. 당분간은 수면제를 복용하면서 잠을 잔다는 느낌이 생길 정도의 목표치를 세웠다.

치료자 수면 리듬을 많이 회복하셨어요. 수면제는 복용을 안 하고 있고 우울증약만 복용하고 있는 상태네요.

희수 씨 이전보다 잠을 자니 기분도 나아졌어요.

치료자 회사 복직 후 수면이 다시 안 좋아질까 걱정이 되네요.

희수 씨 저도 그 점이 우려돼요. 그래서 지금 고민 중이에요. 어떻게 해야 할지? 퇴사도 고민하고 있어요.

치료자 일단은 성급히 결정하지 마시고요, 복직 후 수면 리듬이 어떨지 경과를 보도록 해요.

그리고 3주 뒤 희수 씨를 만났다. 그녀는 연한 핑크빛 립스틱에 다소 큰 둥근 귀걸이, 웨이브가 진 단발머리, 통이 넓은 청바지에 푸른 빛 니트를 걸친 발랄한 차림을 하고 나타났다.

치료자 와~~ 희수 씨 오늘 화사해요. 귀걸이도 하셨네요. 그간 어찌 지냈어요?

희수 씨 제가 회사에 사표를 냈어요. (활짝 웃음) 내고 나니깐 마음이 이렇게 가벼울 수가 없어요. 그동안 뭉쳤던 어깨도 풀리고 새로 시작할 수 있을 것 같아요.

치료자 어떻게 결정하실지 걱정되었는데, 막상 사표를 내고 나니 홀가분해졌나 봐요. 잠은 어때요?

희수 씨 중간에 깨는 날도 한 주에 이틀 정도 되는데요, 그래도 낮에 생활하고 아침에 일어나는 것도 예전보다는 괜찮아요.

치료자 중간에 깨면 잠이 다시 오나요? 아니면 잠이 다시 오기까지 한참이 걸리나요?

희수 씨 5분 이내로 잠이 드는 것 같아요.

치료자 수면이 더 좋아지면 중간에 깨는 날의 빈도도 줄어들 거예요. 그리고 사표를 내셨는데 앞으로 계획은 세웠어요?

희수 씨 아니요. 사표 수리까지 시간이 걸려요. 사표가 수리되면 당분간은 아무것도 안 할 거예요. 휴식을 취하면서 앞으로 뭘 할지를 고민해 보려고 해요. 그동안 모아 둔 돈이 있으니 아껴 쓰면 생계에 대한 부담은 없어요. 쉬면서 좋아하는 일을 찾아보려고 해요.

희수 씨의 치료는 인지행동치료와 우울증 상담을 병행하면서 11회기에 걸쳐서 치료를 진행했다. 우울증과 공존하는 불면증은 치료 예후가 반반이다. 우울증의 정도에 따라 행동 지침의 목표를 조정할 필요가 있다. 우울증의 경우 수면 행동의 목표를 높게 세우면 아예 하나도 준수를 안 한다. 지킬 수 있는 만큼의 목표에 지지와 격려를 보태야 한다. 잘 지킨 행동에 초점을 두고 속도를 조정하면서 걸어가다 보면 목표 지점에 도달할 수 있다.

외톨이라서 잠 못 드는 당신,
PART 2 <내 안의 다정함을 만나다>에서 수면 처방전을 받아 보세요.

부족한 전달력이 문제인가?

"성공의 85%는 인간관계 기술에서 비롯된다."
_앤드류 카네기

준호 씨는 요즘 잠을 이루기가 힘들다. 눈을 감고 침대에 누워도 머릿속에는 하루 동안 있었던 일들이 꼬리에 꼬리를 물고 떠오른다. 여직원과의 갈등, 업무의 부담, 팀장의 책임감이 그의 머릿속을 떠나지 않는다. 그는 밤하늘을 보며 자신을 다독여 보지만, 마음속 깊은 곳에서는 답답함과 불안감이 사라지지 않는다.

치료사 준호 씨, 오늘 기분은 어떠세요?

준호 씨 잠을 제대로 못 자서 피곤해요. 회사에서도 자꾸 실수하게 돼요.

치료사 그렇군요. 지난번에 말씀드린 수면 일지 작성은 잘하고 계신가요?

준호 씨 네, 매일 작성하고 있습니다. 그런데 큰 변화는 없어요.

치료사 수면 일지 작성을 잘하고 계시네요. 좋아요. 수면 패턴을 잘 이해하기 위해서 일지를 계속 작성해 주세요. 그런데 준호 씨, 출퇴근할 때 지하철에서 자주 존다고 하셨죠?

준호 씨   네, 지하철에 앉기만 하면 금방 졸게 되더라고요. 그래서 내릴 역을 지나칠 때도 있어요.

치료사   그 부분을 좀 바꿔볼까 해요. 앞으로는 지하철에서 서서 출퇴근하는 것은 어떨까요? 자리가 있어도 앉지 마세요.

준호 씨   서서 가라고요? 피곤할 때는 앉아서 가는 게 더 편한데….

치료사   맞아요, 하지만 우리가 목표하는 것은 밤에 더 깊고 충분한 잠을 자는 거예요. 낮에 잠들지 않도록 노력하면 밤에 더 잘 수 있어요. 그리고 회사 내에서도 가급적이면 엘리베이터보다는 층계를 이용해 보세요. 더 많이 움직이도록 하는 것도 중요해요.

준호 씨   (고개를 끄덕이며) 알겠습니다. 해 볼게요.

준호 씨는 지하철에서 서서 가고, 회사에서는 엘리베이터 대신 계단을 이용하며, 더 많이 움직이려 노력했다. 이러한 작은 변화들이 그의 불면증을 조금씩 개선하는 데 도움이 되었다. 준호 씨는 수면은 개선되고 있었지만, 한 여직원과의 소통의 어려움은 여전히 그를 괴롭혔다.

치료사	준호 씨, 수면이 호전되고 있네요. 잘하고 계시네요. 그런데 여직원과의 소통은 힘든가 봐요.
준호 씨	잠은 나아지고 있지만, 여직원과의 관계는 어렵네요. 제가 지시를 내릴 때마다 그녀가 오해하고, 저를 피하는 것 같아요.
치료사	여직원과의 대화 방식을 바꿔 보는 건 어떨까요? 예를 들어, 지시를 내릴 때 명확하고 친절하게 전달해 보세요. 그리고 그녀의 의견을 먼저 들어보는 것도 좋을 것 같아요.
준호 씨	아~~ 친절하게 전달하는 건 제 스타일이 아닌데….
치료사	그리고 지적할 때는 개인적으로 불러서 하시고요, 칭찬을 먼저 한 후에 개선할 점을 말하는 건 어떨까요?
준호 씨	맞아요. 여직원이 다른 사람들 앞에서 더 예민하게 반응하는 것 같아요. 개인적으로 이야기하는 것도 좋은 방법이겠네요.

불면증과 같은 수면 문제는 우리의 일상적인 습관뿐만 아니라 인간관계에서 비롯된 스트레스와 밀접하게 연결되어 있다. 준호 씨는 낮 동안의 활동량을 늘리고, 출퇴근 시 지하철에서 서서 가고, 회사 내에서 엘리베이터 대신 계단을 이용하는 등의 작은 변화로 큰 효과를 보았다. 이러한 방법들은 행동 활성화 요법(Behavioral Activation Therapy)에서 강조하는 부분이다. 신체적 활동은 전반적인

기분과 수면의 질을 향상시킨다. 또한, 회사 내 인간관계의 갈등은 불면증의 원인이거나 불면증을 더 악화시키는 요인이다. 명확하고 친절한 소통, 상대방의 의견을 경청하는 태도, 공개적인 자리보다는 개인적인 대화를 선택하는 방법, 그리고 공감과 인정의 표현 등이 갈등을 해소하는 데 효과적이다.

전달력이 부족해서 잠 못 드는 당신,
PART 2 <숙면 가이드>에서 수면 처방전을 받아 보세요.

갱년기의 뜨거운 밤

> "갱년기는 여성이 자신을 수용하고,
> 자신의 경험을 인정하며, 자신이 가진 모든 것을
> 사랑하는 법을 배울 수 있는 기회이다."
> _매기 스미스

재경 씨(52세)는 부산에서 남편과 함께 제조업 사업장을 운영한다. 그녀는 남편을 도와 회사의 직원관리, 세무업무 등 세부적인 부분들을 담당한다. 이런 재경 씨의 도움으로 남편은 지금의 사업장을 일구어냈다. 재경 씨는 폐경 중기로 여성호르몬, 에스트로겐 수치의 감소로 인해 급격한 수면의 변화를 겪고 있었다. 젊었을 때도 수면이 그다지 좋지 않았지만 지금처럼 심하진 않았다. 긴장된 삶의 여정이 갱년기와 맞물려 각성 상태가 밤까지 이어졌다.

재경 씨 몸이 이렇게 힘든 건 잠을 못 자서인 것 같아요. 몸이 힘드니까 우울해요. 다른 사람들도 다 갱년기를 겪는데 유독 저만 힘든 느낌이 들어요. 젊을 때는 잠을 못 자도 힘든 것을 별로 못 느꼈거든요.

치료자 갱년기 자체가 체력도 저하되고 여러 가지 증상들이 수반되어 힘든 시기인데 불면증이 악화되어 더 힘들게 느껴질 거예요. 일을 줄이는 건 어떠세요?

재경 씨 저도 그러고 싶어요. 그런데 쉴 여건이 안 돼요. 남편이 혼자 회사를 꾸려가는 건 무리예요. 회사를 꾸려간다는 것은 스트레스를 동반한 일이라 남편이 스트레스를 많이 받아요. 힘든 남편을 옆에서 잘 보좌하는 게 아내의 도리라 생각해요.

치료자 남편분에게 재경 씨가 든든한 지원군이네요. 불면증과 갱년기가 겹쳐서 육체적으로 심리적으로 힘드시겠어요.

재경 씨 잠도 못 자고… 인생 최대의 힘든 시기예요. 잠을 푹 잤으면 좋겠어요. 저녁 8시부터 '오늘 밤은 잘 수 있을까?', '오늘 또 잠이 안 오면 어쩌지?' 스멀스멀 불안해 지기 시작해요. 불안을 애써 외면하며 남편과 함께 거실에서 드라마를 봐요. 뉴스나 토론 프로그램은 머리가 아파지기 시작해서 안 본 지 꽤 오래되었어요. 9시 30분쯤 되면 이를 닦고 세수를 해요. 이때도 하품이 전혀 없고 몸이 각성되어 있죠. TV 화면을 응시하다 11시 30분쯤 거실의 불을 끄고 안방으로 들어가지만 잠이 오지 않아요. 힘들게 잠이 들었다가 갱년기 식은땀으로 다시 깨요. 식은땀으로 인해 침대 시트가 젖어서 시트를 다시 갈고 자야 해요.

밤늦은 시간에는 시계 보지 않기, 하품이 충분히 올 때까지 기다리다 침대 눕기, 체력을 위해 운동하기, 회사 일 줄이기, 중간에 깼을 때 몸의 열기 식히고 눕기 등을 안내했다.

치료자   지난번에 짜드린 수면 계획표와 수면 관련 지침들을 준수했나요?

재경 씨   자기 전에 족욕을 했고 잠들기 1시간 전에는 TV를 안보고 독서를 했어요. 그런데 왜 잠이 안 올까요?

치료자   노력은 하셨네요. 그런데 수면 일지를 보니 충분히 수면 압력이 쌓이지 않은 상태에서 잠자리에 누웠어요. 하품이 5번 이상 나고 눈꺼풀이 감기고 몸이 전반적으로 무거워질 때까지 최대한 버티다 잠자리에 누웠나요?

재경 씨   아니요. 그냥 잘 시간이 돼서 불을 끄고 잠자리에 누웠어요.

치료자   수면 욕구가 높아서 일찍 잠자리에 가는 것은 이해가 돼요. 갱년기라 자꾸 눕고 싶다는 것도 공감이 가요. 하지만 수면을 위해서는 누워 있는 시간을 최대한 줄이시고요, 자기 전에 책을 본다든지, 라디오를 듣는다든지, 뜨개질을 한다든지, 색칠하기를 하면서 충분히 시간을 보내다가 졸음이 밀려올 때 잠자리에 누우세요. 파도타기와 비슷해요. 파도가 강하게 밀려오는 시점에 파도에 올라타는 원리죠. 몸과 마음을 이완한 후 잘 준비가 되었을 때 잠자리에 누워 보세요.

재경 씨　네, 그래야 되는데… 최대한 졸릴 때 침대에 누우라는 말이죠?

갱년기 불면증의 경우, 체력을 높이기 위해 운동을 하는 것이 중요하다. 또한 일상에 활력을 불어넣는 활동들을 적극적으로 찾아서 실천한다. 빈 둥지 증후군으로 인한 공허감을 메우기 위해, 자원봉사, 새로운 운동, 독서 모임 등과 같은 새로운 목표와 즐거움을 찾는다. 이런 활동들은 일상에 활력을 불어넣고, 불면증 극복에도 긍정적인 영향을 준다. 갱년기 증상 중 하나가 이유 없이 발생하는 근골격계 통증이다. 수면 문제는 통증 감수성을 증가시키기 때문에 실제보다 몸이 더 쑤시고 통증의 강도가 세게 느껴진다. 자다가 등에 화롯불이 달라붙은 것처럼 갑자기 열기가 확 오를 땐 열기를 다 식힌 후 다시 잠자리에 누워보자.

갱년기로 잠 못 드는 당신,
PART 2 <숙면 가이드>에서 수면 처방전을 받아 보세요.

지루함이 저무는 밤

> "저녁 황혼이 사라질 때, 하늘은 낮에는
> 보이지 않는 별들로 가득 차 있다."
> _헨리 워즈워스 롱펠로우

성진 씨는 78세이다. 은퇴 후 아내와 단둘이 살다가 최근 아내를 요양원에 보내고 결혼한 아들과 함께 살고 있다. 요즘은 약을 먹어도 잠이 안 온다. 낮에는 소파에 앉아 꾸벅꾸벅 존다. 아내가 옆에 없으니 말벗도 없고 하루가 길게 느껴진다.

성진 씨 따뜻한 우유를 마시고 10시 30분에 눕는데 잠이 안 와요. 양
(羊)을 200부터 거꾸로 세면서 잤는데 머리털이 곤두서는 느
낌으로 밤 2시에 깼어요. 그 이후 가수면 상태죠. 거의 잠을
못 자요. 잠 좀 자게 해 주세요.

치료자 현재 잠을 자도 잠을 잤다는 느낌이 없고 체력도 바닥인 상
태세요. 체력이 안 되니 치료 초반부에는 기존에 복용하던
약은 유지할게요. 약은 수면 리듬이 개선된 후 그때부터 조
금씩 줄여보도록 해요. 현재는 약을 빨리 끊는 것이 치료의

목표가 아니라 약을 먹고 자는 경험을 하는 게 먼저예요.

성진 씨 지금은 수면제를 먹어도 잠을 잘 수가 없어요. 잠을 못 잔 날엔 아침 두통이 있고 하루 종일 피곤해서 미치겠어요. 잠을 못 자니 이명도 심해지고 기억력도 저하되고 소화도 안 되고 입맛도 없고 사는 게 사는 게 아니에요. 이렇게 잠을 못 자다간 죽을 것만 같아요.

치료자 약을 먹어도 잠을 못 자고 있으니 죽을 만큼 힘들 거예요. 지난 2주간의 수면 상태를 기록한 수면 일지를 점검해 볼게요. 밤 10시~10시 30분 사이 잠자리에 눕는데, 새벽 1~2시에 깨서 4시까지 잠을 자다가 깨기를 반복하는군요. 그러다가 아침 8시까지 침대에 누워 있네요.

성진 씨 중간에 수시로 잠에서 깨다 보니 잠을 잔 것 같지가 않아요. 그래서 더 누워 있어요. 이러다가 치매에 걸리는 건 아닌지 걱정이 돼요. 그리고 두통도 심해져서 후두부 쪽에서 조이는 느낌이 들어요.

성진 씨는 총 수면 시간이 3~4시간 정도이다. 하지만 누워 있는 시간은 9~10시간이다. 침대나 소파에 누워 있는 시간이 많아서 수면 제한법과 졸릴 때 침대에 눕고, 중간에 잠에서 깨면 침대에서 벗어나는 자극 조절법을 강조했다. 낮 동안은 기존에 해 오던 근력운동을 유지하고 큰글씨책 한자 성어 쓰기와 스도쿠와 같은 두뇌 활동을 추가했다. 자기 전에 시계를 보지 않기, 안방에서 누워서 TV 보는 행위를 하지 않도록 당부했다. 그리고 눈이 무거워지고 하품이 반복해서 날 때 약을 먹은 후 호흡법을 하다 약기운이 돌 때 침대에 눕도록 안내했다.

성진 씨   침대에 누워 있는 시간을 줄이니 잠을 자는 느낌이 있어요. 요즘은 새벽 4시에 눈이 떠지면 그냥 침대에서 나와서 거실에서 스트레칭을 하고 아파트 주변을 걷고 들어와요.

치료자   새벽 4시에 침대에서 나오기가 쉽지 않은데 잘하셨어요. 꾸준히 실천하다 보면 지금보다 수면이 더 개선될 수 있어요. 이렇게 수면 리듬을 회복하면서 체력이 좋아지면 그때 약 조절을 시도해 보도록 해요.

나이가 들면 젊었을 때 활동량에 비해 몸의 움직임이 현저하게 줄어든다. 아침에 눈을 뜨더라도 바쁘게 움직여서 해야 할 것들이 별로 없다. 자녀들은 이미 성장해 독립했거나 같이 살더라도 더 이상의 돌봄이 필요하지 않다. 해가 뜨면 하루는 여지없이 시작되고 하루하루가 별반 다르지 않다. 밤이 와도 할 일이 없으니 밤 10시 ~12시 사이에 잠이나 자지 싶어 졸리지 않아도 눕는다. 그러나 잠이 올 리가 없다. 잠은 오지 않으니 불안하고 긴장되고 조바심이 난다. 세월 앞엔 장사 없다고 나이 드는 것도 서러운데 잠도 못 자게 되니 상실감과 좌절감은 더 커진다.

노년기가 되면 하루 체온 변화의 폭이 줄어든다. 체온 변화의 폭이 커야 밤에 체온이 떨어지면서 잠이 잘 온다. 체온 변화의 폭을 늘리기 위해선 활동량을 늘려 보자. 노년기 불면증을 극복하기 위해서는 꾸준한 운동과 두뇌 활동이 필요하다. 노화로 인한 수면 패턴의 변화에 대한 받아들임도 필요하다. '7~8시간을 자야 한다는 생각'을 '5~6시간만 푹 자도 괜찮다', '자정 이후에 잠이 들어도 괜찮다'는 사고의 전환이 필요하다. 노년기의 삶이 지루하지 않도록 재미있는 활동을 하고 새로운 것을 배우는 것을 게을리 하지 않는 것이 건강한 수면을 위해 반드시 필요하다.

🔍 나이 듦으로 잠 못 드는 당신,
PART 2 <숙면 가이드>에서 수면 처방전을 받아 보세요.

새벽 2시 외로움이 다가오고

"따뜻함은 영혼을
치유하는 데 필수적이다."
_레오 톨스토이

76세 명자 씨는 남편과 단둘이 살고 있고 수면제를 간헐적으로 복용한다. 치료 첫날, 베이지색 정장에 갈색 명품 백, 갈색 로퍼를 신고 왔다. 두 번째 치료 날에도 머리끝에서부터 발끝까지 차려입었다. 타인의 시선을 많이 의식하는 분이었다. 그리고 치료 도중 그녀의 갈색 눈동자의 초점은 자주 흔들렸다.

명자 씨   남편이 가끔 집에 없기도 하고 밤이 늦어서야 집에 들어오는 날이 있어요. 그럴 때면 불안해요. 혼자서 밤을 지새우는 게 힘들어서 약을 먹는 데 수면제를 먹어도 잠이 안 와요.

치료자   생각이 많아져서 뇌가 과도하게 각성되면 수면제가 효과가 없어요. 남편의 여행 때문에 혼자 자는 건가요?

명자 씨   (잠시 침묵) 남편이 동창들이랑 여행을 가기도 하고 시골집에 머물다 오기도 하고 그래요.

치료자 혼자 있는 게 싫으면 그런 날엔 아드님이나 따님께 전화해서 같이 주무시면 어떨까요?

명자 씨 자식들은 모두 제주도와 강릉에 살고 있어요. 그리고 제가 불면증인 걸 가족들은 아무도 몰라요. 여기 치료 다니는 것도 말 안 했어요.

치료자 말씀을 안 하는 이유가 있나요? 잠을 못 자는 것은 힘든 일이어서 곁에서 누군가 지지나 도움을 주면 치료도 잘돼요.

명자 씨 불면증에 대해 가족들에게 부담을 주는 게 싫어요. 가족들이 걱정하잖아요. 무엇보다 제 자존심이 허락하지 않아요.

(8회기 치료 후)

치료자 수면 일지를 살펴보니 남편분의 귀가가 늦어지는 날에 불면증이 악화되는데 남편에게 불면증에 대해서도 알리세요. 그래야 치료에 도움이 되죠.

명자 씨 남편한테 알린다고 해결될 일도 아니고~~ (긴 한숨) 어느 날 남편이 샤워하러 들어갔는데 핸드폰 메시지가 계속 오는 거예요. 급한 일인가 싶어 남편의 휴대폰을 확인했는데 초등학교 여자 동창에게서 온 내용이었어요. 그 동창 모임 지긋지긋해요.

치료자 남편이 동창 모임에 나가는 것이 싫은 거죠?

명자 씨 옛날엔 모임에 나가는 걸로 화도 내고 여러 번 싸웠는데 이젠 다 귀찮아요. 화내서 뭐 하겠어요. 살면 얼마나 산다고… 포기하고 살다가도 가끔 마음이 그래요. (한숨) 남편은 집 청소도 잘해 주고 전구 교체 등 집안의 사사로운 일들을 잘 챙겨요. 남편이 옆에 있으면 든든하고 나무처럼 의지가 돼요. 병원에도 같이 가주고 요리도 해 주거든요. 평생 따뜻한 밥을 나눈 세월이 어딘데요.

명자 씨는 남편이 동창 모임으로 늦게 들어오는 날엔 컴컴한 창밖을 하염없이 바라본다. 컴컴한 밤하늘에 덩그러니 홀로 떠 있는 달을 보면 외롭다. 그녀에게 밤에 혼자 있는 시간은 고통의 시간이다. 수면제를 먹고 잠이라도 오면 좋겠는데 여러 생각들로 약도 소용이 없다. 잠 못 이루는 밤, 기댈 남편이 같은 공간에 있기만 해도 위로가 될 텐데 말이다. 잠을 못 자는 것은 외로운 일이다. 누군가가 옆에서 다정한 눈빛으로 바라봐 주면 마음이 편안해진다. 코골이나 예민함으로 각방을 쓰고 있는 부부일지라도 아침에 살갑게 인사를 나누는 것도 심리적 안정감을 준다. 산책을 같이하고 족욕물이나 반신욕 물을 신경 써 주는 것도 좋다. 고통은 홀로 겪을 때 배가 되고 나누면 반으로 줄어든다. 불면증도 마찬가지이다. 불면의 고통을 같이 나눌 사람, 기댈 누군가가 있으면 치료의 예후는 좋아진다.

외로움으로 잠 못 드는 당신,
PART 2 <내 안에 다정함을 만나다>에서 수면 처방전을 받아 보세요.

적막한 밤의 정적이 두려운 순간

"가장 깊은 곳에서 가장 외로운 사람은
밤에 잠을 이루지 못하는 사람이다."
_월터 벤자민

수민 씨는 두 자매와 함께 생활했는데 언니는 미국으로 회사 연수를 갔고 여동생은 호주로 어학연수를 떠났다. 언니와 동생의 단기유학으로 수민 씨는 1년간을 홀로 지내야만 했다. 방 2개짜리 3평 정도의 거실이 있는 2층 빌라, 두 칸짜리 갈색 장롱, 냉장고, 작은 TV, 그리고 낡은 나무 책상이 있는 자취방에서 외로움과 싸웠다. 신학자 폴 틸리히는 "외로움은 혼자 있는 고통을 표현한 단어"라고 했다. 그녀는 혼자 있는 시간이 싫어 귀가 시간을 최대한 늦췄다. 귀가 후에는 조용한 정적이 무서워 잔잔한 음악을 틀거나 TV를 틀어놓았다. 의미 없는 소리는 허공을 맴돌면서 빈 공간을 채웠다. 소리로 채워진 공간에서 세수하고 이빨을 닦으며 잘 준비를 했다.

수민 씨　집에 들어가면 응당 마주하는 것이 정적이죠. 그 정적이 불안을 부추기는 느낌이에요. 그러다 침대에 누우면 무서운 생각이 들어요.

치료자 무서운 생각을 시작한 것은 언제부터였나요?

수민 씨 언니와 동생이 해외로 떠나고 혼자 있을 때부터 시작되었어요.

치료자 셋이 같이 있던 공간에 혼자만 있으니 그럴 만도 하겠어요. 어떤 무서운 생각들이 드는 거죠?

수민 씨 밤에 귀신이 있는 것 같아요. 너무 무서워요. 그리고 누군가 문을 따고 들어올 것만 같아요.

치료자 그런 생각들이 떠오르는 것만으로도 무섭겠어요. 두려움은 대상이 있어요. 수민 씨에게는 두려움의 대상이 귀신이네요. 실제로 집에서 귀신을 봤어요?

수민 씨 보진 못했어요. 혼자 있으니깐 오싹하는 느낌이 들 때가 있어요.

치료자 그런 느낌이 들 때 어떤 행동을 하죠?

수민 씨 불을 다 켜 놓아요. 그리고 특별히 할 수 있는 게 없어서 핸드폰을 봐요. 그런데 핸드폰을 봐도 두려움이 사라지진 않아요.

치료자 핸드폰을 보는 것이 잠깐의 두려움을 없앨 수는 있지만 생각이 두려움을 만들고 그 두려움이 다시 생각을 만드는 악순환이 되죠.

수민 씨는 특히 침대라는 공간에서 두려운 생각을 하는 것이 습관화가 되었다. 그래서 불을 켠 상태로 잠을 잤다. 이처럼 침대와 두려운 생각이 조건화가 되었다. 침대를 잠을 잘 수 있는 편안한 곳으로 인식하기 위해서는 재조건화가 필요했다. 그래서 침대에 누워서 편안한 이미지들을 떠올릴 수 있는 심상법을 안내했다.

수민 씨   지난번에 배운 심상법을 잠자리에 적용해 보았어요. 바다의 잔잔한 파도 소리를 떠올리면서, 어린 시절 가족과 함께했던 해변 여행을 상상했어요. 모래사장에 발을 딛는 느낌, 해변을 따라 불어오는 상쾌한 바람, 그리고 해 질 무렵 붉게 노을 진 하늘을 떠올리니 몸과 마음이 편안해졌어요.

치료자   바다의 이미지를 통해 긴장이 풀리고 편안함을 느끼셨군요. 혹시 다른 방법도 시도해 보셨어요?

수민 씨   선생님께서 안내해 준 과거의 편안했던 장소를 떠올려 보기도 했어요. 예를 들어, 오래된 도서관의 조용한 구석에서 책을 읽던 순간을 상상했어요. 도서관에서 책장을 넘기는 소리와 종이의 질감을 떠올리면, 그때의 평화로운 느낌이 살아나요.

치료자   과거의 행복한 순간들을 떠올리는 것이 두려움을 희미하게 하고 평온하게 한다는 것을 알게 되었군요.

수민 씨의 경우, 침대에 누웠을 때 두려운 생각들이 몰려와 불안이 증폭되었다. 침대에서 무서운 생각 대신 과거의 편안했던 장면들을 떠올리는 심상법이 불면증 극복에 도움이 되었다. 불안한 밤을 이겨 내기 위해서는 자신에게 맞는 방법을 적용해 보는 것이 중요하다. 고요한 집 안의 정적이 두려운 사람들은 불면증을 극복하기 위해 환경적 조건의 변화도 중요하다. 잠들기 전 부드러운 음악을 틀거나 독서를 하는 것이 도움이 된다. 또한, 반려동물을 키워 집안을 따뜻하게 만드는 것도 좋은 방법이다.

적막함으로 잠 못 드는 당신,
PART 2 <이완 연습>에서 수면 처방전을 받아 보세요.

잠 못 드는 당신을 위한 수면 처방전

PART 2

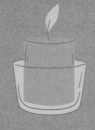

수면 제한은 숙면을 부른다

수면 제한(SR: Sleeping Restriction)은 수면 압력을 높이기 위해 잠자리에 누워 있는 시간을 제한하는 방법이다. 수면 효율의 계산법은 실제 잠을 잔 시간 ÷ 잠자리에 누워 있는 시간×100이다. 수면 효율이 85% 이상이면 좋은 잠이다. 예를 들면, 잠을 잔 시간이 5시간이고 침대에 누워 있는 시간이 9시간이면 수면 효율(5/9×100)은 56%가 된다. 이런 경우, 수면 효율이 매우 낮아 누워 있는 시간을 줄여야 한다. 기상 시간은 규칙적으로 하고 취침 시간은 다소 유동적으로 한다. 취침은 최대한 버티다 졸릴 때 눕는다. 이렇게 하면 잠자리에서 뒤척이는 시간이 줄어들기 때문에 수면 효율은 좋아진다. 지난 한 주간의 수면 일지를 검토한 후 수면 일정을 조정해 보자. 〈불면증 연구소〉에서 〈수면 일지로 수면 상태 파악하기〉를 해 보자.

수면 제한법을 시행할 때는 주의할 점들이 있다.

첫째, 수면 제한은 5시간 이하로는 안 된다. 왜냐하면 수면 시간 5시간 이하는 몸에 무리가 가고 준수하기도 어렵기 때문이다. 수면 제한을 한 후 수면의 질이 좋아지면 1주나 2주 단위로 15분~30분씩 수면 시간을 늘려 보자.

둘째, 다른 행동지침에 비해 수면 제한법은 준수에 대한 저항과 거부감이 크다. 잠을 못 자 피곤하고 힘든데 잠자리에 누워 있는 시간을 줄이라 하니 수용이 어려운 게 당연하다. 하지만 수면 제한법을 실천해 보면 수면의 질이 개선되는 것을 몸으로 느낀다. 잠에 대한 불안이 높으면 현재의 누워 있는 시간에서 1시간 만이라도, 줄여보자.

셋째, 취침 시간에 대한 강박(특정 시각에 꼭 잠자리에 누워야 한다는 생각)이 있는 분은 취침 시간이 12시를 넘는 것을 두려워한다. 자정을 넘기면 잠을 전혀 못 잘 것 같은 두려움과 생각이 커진다. 취침 시간에 대한 강박이 심하다면 취침 시간 1~2시간 전부터 시계를 보지 않는 것도 방법이다.

토닥토닥 불면증

"피곤해서 틈만 나면 누워 있었는데, 침대에 누워 있는 시간을 줄이니 아침에 일어나서 상쾌하고 개운한 느낌이 들어요."_경진 씨

언제 침대에 누울 것인가?

파블로프의 유명한 종소리 실험은 개에게 음식을 주기 전에 종을 치는 행위를 반복한다. 나중에는 음식이 나오지 않더라도 종소리만 들어도 침을 흘리는 반응을 보인다. 이는 조건화로 알려진 학습 반응이다. 마찬가지로, 자극 조절법은 수면과 관련된 학습이론으로 침대를 잠을 잘 수 있는 곳, 수면과 관련된 장소로 조절하는 것이 자극 조절법이다. 침대는 원래는 잠을 자는 곳이었는데, 수면 문제가 생기면서 침대는 잠을 못 자는 곳으로 학습 반응이 일어났다. 그래서 침대는 잠을 잘 수 있는 곳으로 재조건화가 필요하다. 이 접근법은 Bootzin(1972)[1]이 도입했다.

자극 조절법의 지침은 다음과 같다.

1. 졸릴 때만 잠자리에 눕는다.
2. 침대를 수면과 성관계만을 위해서 사용한다. 즉, 침대에서 독서하기, TV 보기, 음식 먹기, 걱정하기, 컴퓨터나 인터넷 게임, 전화 통

화, 문자 메시지, 이메일 확인, 일하기와 같은 수면을 방해하는 활
동을 하지 않는다.

3. 잠들지 못하면 일어나서 다른 방으로 간다. 원하는 만큼 깨어 있다
가 졸리면 다시 침실로 돌아간다. 즉시 잠들지 못하면 침대에서 나
온다. 이런 행동의 목표는 침대를 빠르게 잠드는 것과 연결시키는
것이다. 10분~15분 이상 침대에 누워 잠들지 못하면 침대에서 벗
어나자.

4. 여전히 잠들지 못하면, 3단계를 반복한다. 밤새 필요한 만큼 자주
반복한다.

에너지 수준이 과도하게 낮거나 위의 자극 조절법이 잘 맞지 않
는 분께는 불면증을 위한 수용전념치료(ACT-I)[2]의 일부 기법을 소개
한다.

1. 침대에서 독서와 같은 조용한 비수면 활동을 앉아서 허용한다.

2. 졸릴 때만 침대에 가는 것이 아니라 피곤할 때도 침대에 갈 수 있음
을 허용한다.

3. 15분 이내로 잠들지 않으면 여분의 방으로 가는 대신 침대에 앉아
서 휴식에 집중하고 불편감을 환영한다.

4. 낮잠을 낮에 20분 미만으로 짧게 허용한다.

"집이 원룸이라 침대에서 식사, 누워서 드라마 보기, 독서 등 이것저 것 다 했었는데 침대를 잠을 잘 때만 활용하게 되니 훨씬 수면이 개 선되었어요." _송희 씨

비몽사몽 몸 깨우기

일정한 기상 시간을 유지하는 것은 수면 리듬을 회복하는 효과적인 방법이다. 아침에 몸을 확실히 깨워 낮과 밤의 경계를 분명히 하자. 이때 각성 호르몬인 코티솔이 분비되고 수면 호르몬인 멜라토닌이 억제되면서 몸은 활기를 찾는다. 멜라토닌과 코티솔이 자연스럽게 교대하는 순간을 확실히 경험해 보자.

1. 아침 일찍 가벼운 산책을 하세요

햇빛은 체내 시계를 조절하여 수면–각성 주기의 생체 리듬을 정상화하는 데 도움을 준다. 이른 아침 햇살은 몸을 깨우고 활력을 불어넣는다. 또한, 햇빛은 세로토닌 분비를 촉진해 기분을 상쾌하게 만든다. 이른 아침 산책은 수면의 질을 높이는 가장 효과적인 방법 중 하나이다.

2. 아침 요가나 스트레칭을 하세요

기상 후 요가나 스트레칭은 기분을 개선하고 평온함을 안겨준다. 이 활동은 호흡을 동반하기 때문에 몸과 마음을 동시에 활성화한다. 다만, 요가나 스트레칭은 침대 위에서 하지 않는 것이 좋다. 앉거나 서 있는 자세가 몸을 깨우는 데 더 효과적이다.

3. 오전 시간에 일정을 잡아 보세요

수면이 뒤로 밀려서 새벽이나 아침에 잠드는 경우, 목표로 정한 기상 시간에 맞춰 일어나는 것은 어렵다. 수면이 계속 늘어지는 것을 막기 위해서는 오전에 일정한 계획을 세우는 것이 중요하다. 예를 들어, 학원에 등록하거나 스터디에 참여하고, 친구와 함께 운동을 하거나 책임감을 가지고 참여할 수 있는 오전 일정을 만드는 것이 좋다. 올빼미형 성향의 사람들은 밤에 집중력이 높아 밤공부나 다른 일에 몰두한다. 그러면서 아침에 늦게 일어나고 수면이 뒤로 밀리는 악순환에 빠지기 쉽다. 이를 방지하려면 정해진 기상 시간을 지킬 수 있도록 규칙적인 오전 일정을 만들어 보자.

4. 암막 커튼을 활짝 걷으세요

눈의 망막에 햇빛이 들어오면 활동 호르몬인 세로토닌이 분비된다. 세로토닌이 분비되어야 수면 호르몬인 멜라토닌이 감소한다. 기상 후 바로 커튼을 활짝 열어서 햇빛을 집 안에 들여 보자. 그리고 잠시 자연광에 몸을 맡긴다. 아침 햇살과 함께 활기찬 하루를 시작해 보자.

5. 아침 운동을 시작하세요

불면증이 만성화되면, 밤에 잠을 못 잤던 것을 보충하기 위해 아침에 오랫동안 잠자리에 누워 있는 습관이 생긴다. 그러나 이는 하루의 시작을 지연시킬 뿐이며 밤에 잠들기까지의 시간(입면 시간)을 길게 한다. 잠자리에서 나와 밖으로 나가 조깅, 줄넘기, 수영을 해서 몸을 깨워 보자. 아침 운동은 몸과 마음에 활력을 불어 넣어 피로에서 벗어나게 한다.

6. 아침엔 신나는 음악을 들으세요

아침 기상 후에는 빠르고 활기찬 음악을 크게 틀어서 의도적으로 몸과 마음을 깨운다. 느리고 편안한 음악보다는 속도가 빠른 음악을 듣는다. 기운 넘치는 음악을 통해 하루를 기분 좋게 시작한다. 아침 기상 루틴을 잡기 위해 팟캐스트나 라디오 프로그램을 듣는 것도 추천한다.

7. 커피 한 잔으로 아침을 시작하세요

기상 후 커피 한 잔으로 몸을 깨운다. 커피는 아침 한 잔 정도가 좋다. 점심때 어쩔 수 없이 마시는 경우에는 1시 전후까지만 허용한다. 체질과 나이에 따라 카페인의 분해 속도는 상이하지만, 카페인 성분이 몸에서 빠져나가는 시간은 보통 8시간~10시간 이상 걸린다.

8. 미지근한 물 샤워나 찬물로 얼굴 세수를 하세요

아침 샤워를 통해 몸의 활력을 찾는다. 아침 샤워는 미지근한 물로 길게 하는 것보다 짧게 하는 것을 권한다. 아침 샤워는 체온과 혈압을 높여서 몸을 깨우는 역할을 한다. 평소 손발이 차고 혈압이 낮은 사람은 의도적으로 아침 체온을 올려주는 것이 좋다. 찬물 얼굴 세수는 체온 변화까지는 아니더라도 잠을 깨는 데 좋다.

9. 규칙적인 아침 식사를 유지하세요

아침에 건강하고 영양가 있는 식사를 챙기면 체력과 기력을 유지해 주고 몸을 상쾌하게 해준다. 불면증으로 인해 수면의 양과 질이 저하되더라도 식사를 규칙적으로 잘 챙겨 먹으면 체력 유지에 큰 효과가 있다.

10. 각성제를 잠시 사용해 보세요

위의 방법들을 반복적으로 시도했는데도 오전에 비몽사몽 상태가 지속된다면, 마지막 수단으로 각성제를 사용해 보는 것을 고려해 본다. 수면이 뒤로 밀린 경우, 아침에 참을 수 없는 몽롱함이 지속되는 경우, 알람을 여러 개 맞춰 놓아도 소용이 없는 경우 정해진 시간에 복용한다. 각성제는 단기적으로 사용하면 기상 시간을 준수하고 수면 패턴을 회복하는 데 도움이 된다. 그러나 **부작용이 있을 수 있으니 반드시 수면 전문가와 충분한 상담을 거친 후에 사용해야 한다.**

토닥토닥 불면증

"기상 후 커튼을 걷고 밖으로 나가 조깅을 시작했어요. 아침에 물에 젖은 빨래처럼 몸이 축 늘어졌었는데, 조깅을 하니 몸이 확 살아나는 느낌이 들었어요. 오전에 몸을 깨우는 활동을 하니 소파에 늘어져 있는 시간이 줄었어요." _지원 씨

활기찬 하루를 부탁해

잠에 대한 집착과 생각에서 벗어나는 방법은 낮에 몰입할 수 있는 활동을 하는 것이다. 낮에 할 수 있는 활동은 신체적 활동과 두뇌 활동으로 나눌 수 있으며, 가능하다면 재미있고 행복감을 주는 활동을 선택한다. 이 두 가지 활동은 낮 동안 신진대사율을 높여 체온이 상승한다. 낮 동안 체온이 오르면, 밤에는 체온이 떨어져 깊은 잠을 잔다. 낮과 밤의 체온 차이가 클수록 깊은 잠을 취할 수 있다.

1. 신체활동: 운동

운동을 하면 기분이 향상되는데, 이는 세로토닌 분비가 증가하기 때문이다. 아침형 인간에게는 오전 운동이 좋고 저녁형 인간에게는 오후나 초저녁 운동이 수면에 도움이 된다. 자기 전 지나치게 격렬한 운동은 심박수를 높이고 체온을 상승시켜 오히려 수면을 방해한다. 잠을 설쳐 컨디션이 안 좋은 날에는 무리하게 운동을 감행하는 것보다 가벼운 걷기나 스트레칭을 한다. 운동시간과 강도는 개인의 체력과 일정에 맞게 조절한다.

1) 유산소 운동

스트레스로 인한 불면증엔 유산소 운동이 좋다. 유산소 운동을
할 때, 일정한 시간에 꾸준히 실천해 보자. 잠자리에 들기 3~5시
간 전에는 운동을 끝마친다.

걷기: 일상에서 쉽게 실천할 수 있는 운동법이다. 느긋하게 걷기
보다는 활기차게 걸어 보자. 빠르게 걷는 것은 복잡한 생각에서 벗
어나는 데 도움이 된다. 발뒤꿈치부터 발끝까지 순차적으로 지그
시 눌러가며 걸으며, 어깨에 힘을 빼고 중력에 몸을 맡겨본다. 생
각이 정리가 되었다면 이번에는 천천히 걸어 보며 주변 풍경을 감
상하자. 나무줄기의 독특한 결, 나뭇잎의 색과 형태, 그리고 나뭇
잎 사이로 보이는 하늘까지 온전히 느껴 보자. 걷기에 따로 시간을
내기가 어렵다면 출퇴근 시간을 활용할 수 있다. 예를 들어, 버스
나 지하철에서 한 정거장 먼저 내려 목적지까지 걸어가거나, 지하
철에서는 계단을 이용한다. 사무실에서는 엘리베이터 대신 계단을
사용하는 습관을 들여 보자. 퇴근 후에 밖에서 걷는 것이 어렵다면
러닝머신을 사용해 보자. 매일 걸어도 수면의 질이 나아지지 않는
다면, 다른 종류의 운동을 시도해 보는 것도 방법이다.

조깅 또는 달리기: 중간 강도로 하는 조깅이나 달리기는 체력 향상과 스트레스 감소에 도움이 되며, 수면의 질을 개선한다. 조깅이나 달리기는 정신적인 안정을 가져다주는 동시에 신체의 긴장을 해소한다.

자전거 타기: 야외에서 자전거를 타는 것은 햇빛에 노출되는 방법이다. 햇빛은 세로토닌 수치를 높여 저녁에 멜라토닌으로 전환되어 더 쉽게 잠들 수 있도록 돕는다. 이른 아침이나 오후에 규칙적으로 자전거를 타 보자. 어르신이나 거동이 불편한 분들에게는 어르신용 실내 자전거 사용을 권한다.

배드민턴, 탁구: 이 두 운동은 팀으로 하면 더 재미있다. 시간당 열량 소모량이 많아 30분만 해도 달리기, 에어로빅과 맞먹는 운동 효과를 볼 수 있다. 불면증과 우울증을 완화하는 데 도움이 된다. 대인 경기이기 때문에 사람들과의 교감에도 좋으며 즉각적인 판단력과 민첩성이 요구되므로 치매 예방에도 좋다.

수영: 이른 아침엔 수영이 좋다. 밤 시간대의 수영은 오히려 근육의 긴장도를 높여 밤잠을 방해한다. 근육 긴장도가 풀리는 시점을 고려하여 잠자리에 들기 전 3~5시간 전에 수영을 마친다.

댄스 또는 에어로빅: 음악에 맞춰 춤을 추거나 에어로빅을 하면 운동을 더욱 즐겁게 할 수 있다. 이 운동은 스트레스를 해소하고 수면의 질을 향상한다. 1시간 정도의 댄스나 에어로빅을 매일하는 것이 좋다.

줄넘기: 줄넘기의 점프 동작은 아침 기상 후 몸을 깨울 때 도움이 된다. 줄넘기를 하기 전에는 준비 운동을 먼저 한다. 간단하게 손목과 발목을 돌려준 후 가벼운 몸 늘리기 동작으로 워밍업을 한다. 뛸때는 전신의 힘을 빼고 발끝으로 가볍게 착지한다. 딱딱한 바닥보다는 부드러운 땅에서 한다.

등산: 등산은 자연 속 활동으로 완만한 경사진 길을 권한다. 험하고 가파른 산행은 몸에 무리를 주기 때문에 신체적 각성을 부추길 수 있다. 자연 속 평온한 풍경을 보며 등산하는 것은 피로와 긴장을 풀어 준다. 수면 회복을 위해 체력 상태를 잘 판단한 후 무리하지 않는 선에서 등산의 횟수와 강도를 조절한다.

2) 근력 운동
근력 운동은 무게를 점진적으로 늘리며 힘을 기르는 무산소 운동으로, 근육이 힘을 발휘할 때 산소가 필요하지 않다. 무게 기구를 사용한 운동, 체중을 이용한 런지, 스쾃, 플랭크, 윗몸 일으키기, 팔굽혀펴기, 그리고 앉았다 일어서기 등의 동작들이 이에 해당한다. 이러한 근력 운동은 근육 세포의 성장을 촉진하고, 테스토스테론과 성장 호르몬 수치를 증가시킨다. 특히 하체 운동은 성장 호르몬 분비를 자극한다. 이 두 호르몬은 잠을 깊게 한다.

3) 유연성 운동

유연성 운동은 몸의 유연성을 향상하고 근육과 관절을 부드럽게 만든다. 또한 유연성 운동은 부교감 신경을 활성화해 심박수를 낮추고 산소 공급을 늘려 몸의 휴식과 회복을 촉진한다. 대표적인 운동으로는 필라테스, 요가, 스트레칭, 발레 등이 있다. 낮에는 강한 동작들 위주로 하고 잠들기 전에는 부드러운 요가 동작을 실시한다.

2. 두뇌 활동

낮에는 강하게 몰입할 수 있는 두뇌 활동, 즉 강도가 센 공부를 한다. 외국어를 좋아한다면 외국어를 쓰고 읽고 듣고 따라서 말한다. 여행을 계획 중이라면 간단한 독일어, 불어, 스페인어, 일어, 중국어 등을 공부한다. 영어 공부를 한다면 TED 강의, 미국 드라마를 보면서 암기하고 소리를 내어 따라 한다. 노래를 좋아하면 좋아하는 노랫말을 외운다. 산수를 좋아하면 스도쿠나 연산 문제를 푼다. 경제 공부를 좋아하면 경제 서적을 읽으면서 하이라이트를 하거나 노트 정리를 한다. 포토샵이나 일러스트레이션을 배우고 싶다면 컴퓨터 강좌를 수강한다. 인터넷 강의를 듣는 것도 좋은 방법이다. 이와 같은 **생산적 뇌 활동**을 통해 에너지를 소모하면 피로감이 쌓여서 잠이 잘 온다. 낮 동안의 강한 뇌 활동을 통해 밤잠을 불러오자. 잠을 못 잤더라도 하루하루 단기 목표에 집중한다. 소소한 뇌 활동에 집중하면서 하루를 알차고 의미 있게 보내는 것이 중요하다. 소파에 누워 최소한의 활동만 하다 보면 수면 리듬은 돌아오지 않는다. 그저 할 뿐의 자세로 잠은 못 잤지만, 하루를 잘 살아보자는 마음으로 뇌 활동을 즐겨 보자.

토닥토닥 불면증

"점심시간을 이용해 피트니스 센터에서 근력 운동을 시작했어요. 업무 관련 책도 간간이 보고 있어요. 운동과 두뇌 활동으로 잠이 좋아졌어요."_상진 씨

"문화센터에 예술사 관련 강좌를 등록했어요. 원래 전시회 가는 것을 좋아했는데 예술사 공부를 하니 낮 동안의 시간이 빨리 가요. 뇌 활동을 하니 잠이 잘 오네요."_채윤 씨

자기 전 깊은 잠을 위한 체온 올리기

현대인은 산책 중에 사업에 대해 구상하고, 이를 닦으면서 상사에 대해 생각하고, 샤워를 하면서 누군가를 만난다. 생각과 욕구에서 벗어나지 못하는 긴장된 사회 속에서 과열된 머리로 살아가고 있다. 머리가 뜨거워지면 쉽게 잠들지 못하는데, 이를 해결하기 위해서는 머리의 열을 아래로 내려야 한다. 족욕이나 반신욕은 하체를 따뜻하게 해서 머리의 열을 내려주는 방법이다.

1. 반신욕

반신욕을 어떻게 할까요?

배꼽에서 반 뼘 정도 위아래로 물이 오르내리도록 욕조에 물을 채운다. 건강 상태가 양호한 사람은 물의 높이를 약간 더 올려도 괜찮다. 반신욕 후에 땀이 잘 나지 않는다면 물의 높이를 명치까지 올려본다. 체온이 36.5도이므로, 물의 온도는 38도 이상이 적합하다. 하지만 온도를 42도나 43도로 올리면 심장에 무리가 갈 수 있으므로, 38도에서 40도 사이의 온도가 적당하다. 반신욕을 한 후, 일어날 때 어지러움을 느껴 넘어질 수 있으니 주의해야 한다.

반신욕의 효과

반신욕은 운동과 유사한 효과를 준다. 사람의 하체 온도는 상체 온도보다 약간 낮은데, 하체를 따뜻하게 하면 차가운 기운은 위로 올라가고 따뜻한 기운은 아래로 내려간다. 이를 통해 반신욕은 혈액 순환을 촉진하고 피로 해소에 도움을 준다. 반신욕을 하면 땀이 나면서 체내 심부 체온이 1~2도 정도 내려간다. 심부 체온이란 인체 내부, 즉 장기와 조직의 중심부 온도를 의미한다. 체온이 떨어져야 수면호르몬이 잘 분비된다.

2. 족욕

반신욕이 번거롭다면 잠자리에 들기 1~2시간 전에 족욕을 한다. 40도 정도의 따뜻한 물에서 20분~30분을 한다. 족욕은 발의 혈액순환을 도와 열의 발산을 활발하게 한다. 열이 발산이 잘돼서 체온이 내려가야 잠이 온다. 족욕은 심부체온을 내리는 데 효과적이고 반신욕에 비해 간단하게 할 수 있는 열 발산 방법이다.

족욕기 관련 Q & A

Q1. 전자파가 몸에 해롭잖아요. 족욕기는 전자파가 많이 나오지 않나요?

A1. 전자파가 신경이 쓰이나 봐요. 잠을 못 자는 것보다는 나아요. 만약 전자파가 걱정된다면 플라스틱 용기를 사용해 보세요. 반신욕을 하는 방법도 있어요.

Q2. 집이 원룸이라 작아요. 지금도 물건들로 꽉 차 있어 공간이 비좁아요. 족욕기까지 구입하면 정신이 없을 것 같아요.

A2. 원룸이면 집에 있는 기다란 플라스틱 용기를 이용하세요. 물이 식을 수 있으니, 수건으로 윗부분은 덮어서 사용하고 중간에 물이 식으면 물을 갈아 주세요.

Q3. 플라스틱 용기는 물이 금방 식어요. 물을 갈아주는 게 귀찮아요.

A3. 스티로폼 박스를 이용하는 방법도 있어요. 스티로폼 박스는 온도의 유지가 잘 돼요. 그런데 물이 샐 수 있으니 스티로폼 박스 안에 비닐봉지를 넣고 사용하세요.

Q4. 건식 족욕기와 습식 족욕기 중 어떤 것이 효과가 더 좋은가요?

A4. 건식 족욕기가 있으면 그거라도 사용하세요. 건식 족욕기는 습식에 비해 온도를 더 높게 설정해야 체온이 올라가요. 새로 구입하

려면 습식 족욕기를 추천해 드려요.

Q5. 아무것도 안 하고 발을 담그고 있는 게 힘들어요.

A5. 가만히 앉아 있는 족욕이 불편한가 봐요. 조급함 때문일 수 있어
요. 그 시간이 지루하다면 발을 담근 상태에서 책을 읽거나 음악
을 들어보세요. 무엇보다 이 시간 동안은 쉬어도 된다는 마음의
여유를 주는 것은 어떨까요?

Q6. 족욕을 하는 동안 졸렸는데 괜찮은 건가요?

A6. 나른해지면서 졸릴 수 있어요. 졸리는 것은 이완 반응이니 좋은
현상이에요.

주의점

반신욕이나 족욕 후 찬물로 샤워를 하면 안 된다.
찬물 샤워는 반신욕과 족욕의 효과를 떨어뜨린다. 미지근한 물로
가볍게 샤워하는 게 좋다.

토닥토닥 불면증

"손발이 차가운 편이었는데, 족욕을 시작한 후로 손발이 따뜻해지
고 혈액순환이 잘 되는 걸 느껴요. 족욕을 마치고 2시간 정도 지나
면서 하품이 나고 눈이 저절로 감기더라고요."_도윤 씨

솔솔 잠이 오는 두뇌 활동

가벼운 정신적 피로감을 위해 자기 전에 잔잔한 두뇌 활동을 해 보자. 가벼운 두뇌 활동을 통해 몸과 마음이 편안해지는 시간을 갖는다. 아날로그적 감성을 위해 필사나 스도쿠를 할 때, 연필을 사용하는 걸 추천한다. 사각사각 소리가 밤의 평온함으로 안내할 것이다.

1. 필사

노트에 에세이, 시집 등을 필사하며 마음을 차분히 가라앉힌다. 마음의 힘을 빼고 내면의 안정을 위해 천천히, 느리게 쓴다. 연필을 들고 차분하게 조용한 조명 아래서 물 흐르듯이 필사를 즐겨 보자. 잠에 대한 불안이나 생각이 많을 때는 필사가 독서보다 더 좋은 대안이다. 필사는 불안을 일으키는 뇌 부위인 변연계의 활동을 줄여줘 불안을 낮추는 효과가 있다. 즉, 뇌의 활성화 부위가 변연계에서 전두엽으로 전환되어 불안이 감소한다. 전두엽은 감정, 욕구, 행동을 조절하는 뇌 부위로, 변연계로 감정억제 메시지를 보내는 역할을 한다.

2. 초급 스도쿠나 기초연산 풀기

잠에 대한 생각과 걱정에서 벗어나기 위해 가벼운 뇌 활동을 해보자. 은은한 조명이 있는 책상이나 식탁에 앉는다. 연필을 들고 초급 스도쿠를 풀거나, 간단한 더하기, 빼기, 나누기, 곱하기와 같은 기초 연산을 풀어본다. 인간의 정신자원은 한정되어 있어 스도쿠나 기초 연산 풀기에 집중하면 생각과 걱정으로 가는 정신 자원은 줄어든다. 이 활동은 불안할 때 활성화되는 뇌의 변연계를 잠재우고, 전두엽의 영역을 활성화한다. 스도쿠나 기초 연산을 하다가 하품이 나고 몸이 무거워지면 그때 침대에 눕는다.

3. 색칠하기

색칠하기는 인지적인 산책으로 불안이나 스트레스를 감소시킨다. 특히, 색칠하기는 뇌파를 안정시켜 편안한 상태를 유지하는 데 도움을 준다. 복잡한 그림보다는 단순한 그림을 색칠해 보자. 이 작업도 과다하게 빠져들기보다는 가볍게 하는 걸 추천한다. 한 번 시작하면 끝장을 봐야 한다거나 세부 사항에 집착해서 색칠이 선을 벗어나면 절대 안 된다는 사고가 강하다면 색칠하기 대신 다른 활동을 권한다.

4. 한자나 사자성어 쓰기

노안이 있다면 글자 크기가 큰 한자 책이나 사자성어 책을 써 보자. 어려운 한자나 사자성어보다는 난이도가 쉬운 사자성어나 한자를 가볍게 쓴다. 쉬운 사자성어나 한자는 짧고 함축적인 의미를 담고 있어 복잡한 생각을 내려놓게 한다. 단순한 활동에 대한 몰입은 수면에 대한 부담을 줄여준다.

5. 독서

손으로 넘기며 읽는 책은 마음의 진정제처럼 작용한다. 취침 전에는 가벼운 책들, 예를 들면 에세이, 단편소설, 시집, 가벼운 인문 서적, 그림책, 만화책 등을 가벼운 마음으로 읽어 보자. 범인에 대한 궁금증을 유발하는 추리소설이나 장편소설은 좋지 않다. 취침 전, 가벼운 독서는 머릿속 생각들을 잦아들게 만들어 편안한 잠을 취할 수 있게 도와준다.

6. 그림 퍼즐 맞추기, 낱말 퍼즐 맞추기

퍼즐 맞추기는 연세가 있는 분에게 유익한 활동이다. 낱말 퍼즐은 언어 능력과 기억력을 향상하고 그림 퍼즐은 손과 눈의 협응 능력을 향상한다. 퍼즐 활동은 재미와 함께 약간의 성취감을 주며 인지능력을 개선한다. 그리고 중요한 점은 퍼즐을 풀 때 손과 뇌가 활발히 활동하게 되어 잠에 대한 생각에서 벗어날 수 있다는 것이다.

7. 기타

이외에도 그림그리기, dot-to-dot(점 잇기), 간단한 외국어 문장 쓰기, 단어 쓰기, 손으로 할 수 있는 잔잔한 활동(뜨개질, 종이학 접기, 색종이를 활용해 만들기)이 있다. 자기 전 활동은 잔잔하면서 약간의 재미가 있는 활동이 좋다. 한 가지만 하다 보면 지루할 수 있으니 자신에게 맞는 활동들을 2~3가지 정해서 졸음이 올 때까지 해 보자.

8. 자기 전 수면에 방해가 되는 행동들

1) 잠자리에 누워 휴대폰 보기

휴대폰은 뇌를 각성시키는 블루라이트가 나온다. 특히 휴대폰의 블루라이트는 다른 전자기기에 비해 훨씬 더 뇌를 각성시켜 수면 호르몬의 분비를 억제한다. 디지털 시대이다 보니 잠자리에서 휴대폰 게임을 하거나 유튜브 시청, 인터넷 검색을 많이 한다. 침대에서 휴대폰을 보면 침대는 휴대폰을 보면서 쉬는 장소로 뇌가 인식한다. 잠들기 1~2시간 전부터는 휴대폰을 멀리하고 편안한 활동을 하다가 몸이 잘 준비가 되었을 때 침대에 가서 누워 보자.

2) 저녁 식후 안마 의자 사용

저녁 식사 후 안마 의자에 앉아 쉬다 보면 졸음이 올 수 있다. 자신도 모르게 꾸벅 졸게 되면 밤에 본격적으로 잠들기가 어려울 수 있다. 살짝 졸은 시간도 총 수면 시간에 포함된다. 그렇다고 졸은 것에 대해 죄책감을 느낄 필요는 없다. 이에따라 수면 압력이 약해졌다면 그날은 평소보다 늦게 잠자리에 누우면 된다.

토닥토닥 불면증

"잠자리에 들기 전엔 잠에 대해 생각이 많았는데, 필사와 색칠하기를 하면서 생각이 줄어들었어요. 생각이 덜어지니 마음이 편안해지고, 자연스럽게 잠들 수 있게 되었어요." _민수 씨

캄캄한 깊은 밤, 잠에서 깼을 때

밤에 깨서 다시 잠이 올 것 같은 느낌이면 누워서 잠을 청해 본다. 그러나 완전히 깨어 있는 느낌이 들 때는 침대에서 나와야 한다. 왜냐하면 각성된 상태에서 침대에 누워 있으면 의식은 선명해지고 잠은 이미 달아난 상태이기 때문이다. 침대에서 나오길 꺼려하는 이유는 첫째, 체력이 부족하기 때문이다. 둘째, 가족들이 모두 자는 밤에 거실에서 홀로 시간을 보내는 것이 불편하기 때문이다. 셋째, 침대에서 나오더라도 할 일이 없기 때문이다. 그러나 침대를 잠을 자는 곳으로 뇌가 다시 인식하도록 하려면, 침대에서 벗어나자. 침대에서 나와서 다음의 활동을 30분 이상 하면서 졸음이 찾아오고 하품이 날 때까지 기다리다 침실로 향한다.

1. 에세이, 시집, 필사책, 단편소설

필사책, 에세이 서적 등을 꺼내서 부분조명이나 스탠드 아래에서 천천히 한다. 5분~10분을 하다 '왜 잠이 빨리 오지 않을까? 빨리 잠이 와야 하는데'라는 생각이 밀려올 때, 조급함을 내려놔야 한다. **최소 30분 이상을 수면 압력이 강해질 때까지** 기다리는 마음의 여유를 갖는다.

2. 골프 프로그램 보기

골프는 초록색 잔디에서 천천히 진행되는 운동으로 해설이 차분하다. 멍때리며 시청하다 보면, 잠 생각과 걱정이 줄어든다. 1~2시간 정도 시청하다 눈꺼풀이 무거워지고 몸에서 졸리는 반응이 온다면 그때 잠자리로 향한다.

3. 영화나 자연 다큐멘터리, 여행 프로그램 보기

밤에 다시 잠을 이룰 수 없는 느낌이 든다면, 잠자리에서 벗어나 TV를 켜고 잔잔한 영화를 본다. 공포영화나 잔인한 영화는 좋지 않다. 마음이 평온해지는 따뜻한 영화를 선택한다. 자연 다큐멘터리나 여행 프로그램은 속도가 느린 편이라 잠 못 드는 밤에 시간을 흘려보내기에 좋다.

4. 음악 듣기나 라디오 듣기

침대를 벗어나 다른 장소에서 밤 라디오를 듣는다. 또는 다음과 같은 음악을 들어보자. 각자의 취향이 다를 수 있겠지만 슈베르트의 〈밤과 꿈〉, 바흐의 〈골드베르크 변주곡 아리아〉, 쇼팽의 〈빗방울 전주곡〉, 모차르트의 〈클라리넷 협주곡〉, 〈갈루피 피아노 소나타 5번 C장조〉, 그리고 이루마의 〈Kiss the Rain〉, 팝송 〈Moon River〉를 추천한다. 이 외에도 자신이 평상시 편안하게 들을 수 있는 음악 목록을 작성해 놓고 잠이 안 올 때 활용해 보자.

5. 거실이나 다른 실내 공간에서 걷기

조명을 켜는 것이 부담스럽고 책을 읽기에도 마음이 내키지 않을 때는 약간의 공간이 있는 곳에서 천천히 걷는다. 시작 지점과 도달 지점을 정해놓고 왔다 갔다를 반복한다. 발 감각에 집중하면서 무심히 걷는다.

6. 독서하기

노란 조명 밑에서 에세이, 시, 단편소설을 읽는다. 시계를 보면 잠에 대해 조급해질 수 있으니, 시계를 보지 않고 책을 읽으면서 편안하게 잠이 오기를 기다려 보자. 읽으면서 집중이 어렵다면 필사를 한다.

7. 색칠하기

노란 조명 아래에서 천천히 색칠하는 행위에 집중하며 마음을 안정시킨다. 잠에 대한 걱정보다는 색깔에 집중하며 마음을 평온하게 한다. 한참을 그렇게 시간을 보내다 보면, 잠이 오는 신호를 느낄 것이다. 잠이 안 오더라도 그 시간을 잔잔하게 보낸 것으로 만족한다.

8. 호흡법으로 몸을 이완하기

불을 켜지 말고 침대를 벗어나 다른 공간에서 호흡에 집중하면서 몸을 이완한다. 호흡에 집중하다 보면 몸은 쉴 수 있다. 들숨, 날숨의 감각에 집중하면 부교감 신경계가 활성화되어 눈꺼풀이 무거워지고 하품의 빈도가 늘어난다.

토닥토닥 불면증

"한밤중에 잠에서 깨어 할 일이 없어 누워 있었는데, 이번엔 거실로 나와 영화를 보면서 시간을 보냈어요. 영화를 한참 보다 눈이 스르르 감겨 다시 잠자리로 돌아가 잘 수 있었어요." _서준 씨

스르르 잠이 오는 침실 공간 만들기

침실은 휴식과 잠을 위한 공간이다. 불필요한 물건을 없애고 단순화된 환경을 만드는 것이 중요하다. 침실은 단순한 물리적 공간을 넘어, 우리의 경험과 감정에 의해 구성되고 인식되는 곳이다. 불면증이 있으면 침실이 잠을 이루지 못했던 경험과 불안이 담긴 장소로 인식된다. 외부 환경을 변화시킴으로써 침실을 새로운 경험과 감정이 담긴 공간으로 다시 바라볼 수 있게 된다. 침실을 편안하게 조성하여 마음의 안정감을 찾아보자.

1. TV는 침실에서 거실로 옮기세요.
"저는 9시쯤 침실로 가서, 안방에 있는 TV를 켜고 침대에 누워요. 그리고 TV를 보다 보면 어느 순간 잠이 드는 것 같아요."
"밤에 TV 소리를 작게 조절해서 켜 놓는데, 소리가 전혀 들리지 않으면 마음이 불안해져서 밤새 TV를 틀어놓아요."

안방에 누워서 TV를 시청하는 것은 좋지 않다. 누워서 TV를 보는 것은 체력 소모가 적어 몸은 편하다. 침대는 잠을 자는 곳으로 뇌가 인식해야 하는데 침대는 TV 시청을 하며 쉬는 곳으로 뇌가 오해한다. 침실에 TV가 있다면 TV를 거실로 옮기는 것이 좋다.

잠에 들기 전, 고요한 상태에서 불안을 느끼는 분들이 있다. 이런 경우 라디오 소리나 ASMR 소리가 도움이 된다. 그러나 이런 소리가 항상 잠을 유도하는 것은 아니니 매일 소리에 의존해서 잠을 청하는 습관은 좋지 않다. 라디오 소리나 ASMR 소리를 들어도 잠이 오지 않으면 불안은 더욱 커지기 때문이다.

2. 공간을 분리해 보세요.

"새로 이사한 집은 예전 집보다 평수가 작아요. 언니와 함께 살고 있는데, 제 방은 유독 더 작아요. 아직 물건 정리가 되지 않았고, 방 안에 침대 하나와 다른 짐들이 가득 차 있어요."

"원룸에 거주하고 있어요. 그래서 침대에서 독서, 식사, TV 시청을 다 해결해요."

물건들이 널려 있거나 정리가 되어 있지 않은 것은 좋지 않다. 이것은 정신적인 혼란을 일으키고 편안한 잠을 방해할 수 있다. 침실은 단순하게 유지하여 정신적 안정감을 느낄 수 있어야 한다. 집이 원룸일 경우, 침대에서 식사, 공부, 독서, TV 시청, 핸드폰 사용과 같은 모든 활동을 하는 것은 좋지 않다. 원룸의 공간을 분리하여 침대 옆에서 다른 활동을 하고, 침대는 오로지 수면을 위한 장소로 사용하는 것이 바람직하다.

3. 암막 커튼을 적절하게 사용해 보세요.

"우리 집이 햇빛이 잘 들지 않아요. 그래서 어차피 안 들어오는 햇빛이라 기상 후에도 암막 커튼을 걷지 않고 그대로 두죠."

"밤에 불을 끄면 답답하고 불안해요. 창밖의 불빛을 보면 마음의 안정이 되어서 커튼을 안 걷고 열어놓은 채로 자요."

소방관, 간호사와 같이 교대 근무자이거나 항공기 조종사, 스튜어디스와 같이 시차를 넘나드는 직업군이라면 암막 커튼을 적절히 사용하는 것이 중요하다. 아침이나 낮 시간에 암막 커튼을 사용하면 빛이 차단되어서 수면 호르몬이 분비되기 때문이다. 일반인의 경우 하루 종일 암막 커튼을 열지 않으면 낮과 밤의 구분이 생기지 않는다. 아침에 창으로 들어오는 밝은 햇빛은 수면호르몬 분비를 억제하고 활동 호르몬인 세로토닌 분비를 촉진한다. 아침에 암막 커튼을 걷고 햇빛이 공간에 들어와야 수면이 뒤로 밀리지 않고 오전 시간을 활발하게 보낼 수 있다.

암막 커튼으로 밤의 바깥 빛이 차단되게 되면 공간은 암흑과 같이 어둡다. 어두운 공간에 혼자 있는 것이 무섭다면 암막 커튼 보다는 투명한 커튼이나 아예 커튼을 사용하지 않아도 된다. 바깥 불빛이 살짝 들어오는 것이 마음의 안정감을 주는 경우도 있다.

4. 공간을 은은한 조명으로 조절해 보세요.

"자기 전 독서나 필사가 수면에 도움이 된다고 해서 밝은 형광등을 켜 놓고 필사를 하죠."

"어릴 적부터 불을 켜 놓고 자는 습관이 있었어요. 깜깜하면 심장이 빨리 뛰면서 불안해져요."

자기 전 평온한 활동을 할 때는 하얀 형광등보다는 노란 부분조명, 스탠드가 좋다. 집안 불빛이 강하면 수면호르몬의 분비가 안 되기 때문이다. 잘 시간이 가까이 오면 집안 불빛을 조정해 보자. 노란 등, 부분조명이 없다면 최소한의 불빛만 켜 놓는다. 방안의 전자시계와 같이 어둠 속 강한 빛이 나오는 물건은 멀리 치운다.

5. 휴대폰을 침대에서 멀리 두세요.

"아침 알람 때문에 침대 바로 옆에 휴대폰을 나둬요."

"자기 전에 누워서 휴대폰으로 유튜브 시청이나 인터넷 검색을 하고 있어요."

휴대폰 사용이 상용화되어서 손에서 휴대폰을 떼어내기가 쉽지 않다. 그러나 휴대폰의 블루라이트는 수면호르몬 분비를 억제하고 뇌를 각성시킨다. 블루라이트 필터를 설정했어도 휴대폰의 무차별적 정보들이 뇌를 깨운다. 따라서 자기 전 휴대폰 사용은 덜하는 것이 좋다. 그리고 휴대폰을 침대 옆에 두면 아침에 알람을 끄고 또 잘 수 있다. 가급적 침대에서 걸어 나와서 끌 수 있는 정도의 거리에 휴대폰을 둔다.

6. 침실 환경을 조용하게 하세요.

"냉장고의 윙윙 거리는 소리 때문에 잠을 못 이루어요."

"새벽녘 현관문 소리에 어김없이 깨게 돼요."

"층간 소음으로 불면증이 시작되었어요."

층간소음으로 불면증이 시작되는 경우가 꽤 있다. 아파트라는 공간의 제약성으로 인해 층간소음 문제는 하나의 사회문제이다. 집은 계약기간도 있으니 쉽사리 이사를 결정하기는 쉽지 않다. 소음 차단 이어폰을 사용해 보거나 층간소음이 덜 한 방으로 방을 바꾼다. 방을 바꿀 수 있는 공간 여유가 없다면 침대를 최대한 외부 벽과 멀리 배치한다. 소음을 차단할 수 있는 두꺼운 커튼도 도움이 된다. 그리고 밖에서 들려오는 소리에 대한 수용의 마음 자세도 필요하다. 멀리서 들려오는 소리, 가까이에서 들려오는 소리를 비판단적으로 수용하면서 가만히 경청해 본다. 소음에 저항하지 않는다. 소음에 대해 판단하는 생각 없이 소음 자체의 강약, 빈도 등을 가만히 듣는 명상 훈련을 연습한다.

토닥토닥 불면증

"자기 전 형광등을 끄고 부분조명만 켜두니 몸과 마음이 잘 준비를 하는 느낌이 들어요. 휴대폰을 침대에서 멀리 충전하게 되니 뇌가 편안해졌어요. 소음 차단 이어폰을 사용하면서부터 바로 잠이 들고 중간에 깨는 빈도가 줄었어요." _수정 씨

들숨 하나, 날숨 하나, 호흡에 물들다

불안하고 긴장을 잘하는 사람은 이완 연습을 의도적으로 해야 한다. 자신도 모르게 긴장하는 것이 습관이 되어서 어깨, 등, 얼굴, 손 등이 굳어 있다. 호흡은 마음의 거울이다. 호흡이 횡격막 밑으로 느껴지는 시간이 많을수록 몸과 마음은 평온한 상태이다. 일하다가 문득, 친구와 대화하다 문득, 길거리를 걷다 문득, 지금 나의 호흡은 어떤지 살핀다. 횡격막을 두툼하게 하는 호흡법을 익혀 보자.

1. 호흡의 종류

1) 목 호흡

극도의 공포감이 있을 때 목으로 숨을 쉰다. 사람이 죽기 전에 목 호흡을 한다. 안간힘으로 쉬는 숨이라 껄떡껄떡 소리가 난다.

2) 가슴 호흡

가슴이 움직이는 호흡으로 호흡이 짧고 얕다. 등이 굽은 사람은 횡격막이 충분히 내려가지 못해 가슴 호흡을 한다. 이 호흡을 자주 하면 몸과 마음이 늘 긴장되어 있고 피곤하고 불안하다.

3) 배 호흡

아랫배가 팽창되고 수축하면서 횡격막이 위아래로 길게 움직이는 호흡이다. 횡격막이 두꺼워지면 호흡이 깊고 편안하다.

2. 왜 호흡 감각에 집중해야 하는가?

과잉 각성(hyperarousal) 상태에서는 몸과 마음이 항상 긴장되어 있다. 긴장은 근육을 단단하게 뭉치게 하며, 불안, 공포, 화와 같은 강력한 정서를 동반한다. 또한 긴장 상태에서는 스트레스 호르몬인 아드레날린(에피네프린)이 분비되고, 교감신경계가 활성화된다. 반면, 부교감 신경계는 몸과 마음을 이완시키는 역할을 한다. 부교감신경계가 활성화되면 몸에서 수면호르몬이 촉진되어 수면을 개선한다. 따라서 이완 훈련인 호흡법에 대한 훈련이 중요하다. 호흡 감각에 주의(attention)를 두면 과거에 머물러 있던 생각이나 미래에 대한 걱정에서 벗어날 수 있다. 지금 이곳에서의 호흡 감각을 통해 마음의 평온함을 경험해 보자.

3. 호흡의 단계

1) 1단계: 자세 및 몸의 힘 빼기

의자에 편안하게 앉는다. 허리를 바르게 펴고 눈은 감는 것이 좋다. 눈을 감는 게 불편하다면 45도 각도로 한곳을 응시한다. 고개는 살짝만 떨구고 몸 전체를 스캔한 후 몸의 긴장된 부위는 힘을 빼려고 노력한다.

2) 2단계: 들숨과 날숨에 집중

호흡의 흐름을 코, 목, 가슴, 복부, 몸통 전체에서 느껴 본다. 호흡이 들어오고 나가는 코끝 또는 복부에 주의를 둔다. 호흡법에 익숙하지 않다면 어깨와 가슴의 움직임을 줄이기 위해 목뒤에 깍지를 끼워본다. 그다음, 들이쉬는 숨(들숨)과 내쉬는 숨(날숨)을 부드럽게 반복한다. 최대한 어깨와 가슴을 덜 움직이면서 복부를 확장하고 수축한다. 코로 들이쉬고 코로 내뱉는다. 비염이 심하다면 코가 아닌 입으로 천천히 내보낸다.

3) 3단계: 날숨에 몸의 긴장감을 내보내기

들이쉬는 숨(들숨)과 내쉬는 숨(날숨)에 집중한다. 가벼운 바람이 코로 자연스럽게 들어오고 자연스럽게 빠져나간다. 바람의 힘으로 복부가 살짝 확장되고 바람이 나가면서 복부는 수축한다. 배 근육에 힘을 주면서 복부가 확장되면 호흡이 갑갑해진다. 들이쉴 때 자연스럽게 바람의 힘으로 밀고 들어와야 한다. 중요한 것은 내쉬는 숨과 함께 몸의 힘을 빼는 것이다. 집중이 잘 안되면 들숨에 숫자 하나, 둘, 셋, 넷~ 날숨에 하나, 둘, 셋, 넷~ 숫자를 세면서 연습한다. 숫자보다 문구가 편안하면 들숨에 '나는' 날숨에 '평온하다'와 같은 문구를 붙인다. 숨을 들이마시면서 약간의 긴장을 자각하고 숨을 내쉬며 몸 안의 긴장감을 손끝이나 발끝으로 흘려보낸다.

4) 4단계: 들숨과 날숨의 길이 차이

호흡 연습 초반에는 들숨의 길이를 하나, 둘, 셋, 넷~ 날숨의 길이를 하나, 둘, 셋, 넷~ 정도로 연습한다. 초반부 연습이 익숙해진 후에는 들숨(숫자 하나, 둘, 셋, 넷)보다는 날숨을 더 길게(숫자 하나, 둘, 셋, 넷, 다섯 이상) 한다. 들숨보다는 날숨을 길게 내뱉는 것이 불안과 긴장을 낮춘다.

가슴 호흡을 심하게 한다면!

호흡법을 익히는 과정에서 가슴 호흡을 심하게 한다면 몸에 힘이 과도하게 들어갔기 때문이다. 좌식 호흡법이 잘 안되는 분은 처음에는 거실 바닥에 누워 연습한다. 이때 복부에 책 한 권을 올려

놓고 누워 있는 자세로 들이쉬는 숨과 내쉬는 숨을 반복한다. 이렇게 하면 몸의 긴장이 풀리기 때문에 가슴이 덜 움직이고 복부의 확장과 수축이 자연스럽게 이루어진다. 누워서 하는 호흡법에 대해 감이 왔다면 앉아서 연습한다. 좌식 호흡법을 강조하는 이유는 불면증은 누워 있는 행위와 잠이 오지 않는 상태가 연결되어 있기 때문이다. 따라서 이런 연결을 소거하고 불면증을 완화하기 위해서는 좌식 호흡법에 익숙해져 보자.

4. 호흡법 관련 Q & A

Q1. 언제 호흡법을 하면 좋을까요?

A1. 낮에 졸릴 때나 식후에는 호흡법을 연습하지 않는 것이 좋습니다. 대신, 저녁 시간대에 많이 하고 특히 자기 전에는 꼭 해 보세요. 호흡법의 초보자는 5분에서 시작하세요. 차츰 익숙해지면 10분, 15분, 20분으로 시간을 늘려 봅니다. 하루에 3~4회 정도 연습하세요.

수면제나 신경안정제를 복용한다면 약을 먹기 전과 후에 호흡에 집중합니다. 약을 먹기 전에 호흡법으로 몸을 이완한 후 약을 먹고, 곧바로 잠자리에 눕지 않습니다. 잠자리 옆에 앉아서 약 기운이 돌 때까지 호흡법을 실행하면서 몸과 마음을 이완합니다. 그리고 약기운이 도는 느낌이 있을 때 침대에 눕습니다. 이런 과정을 반복적으로 연습하면 나중에는 약을 먹지 않고 잘 수 있는 힘을 키울 수 있습니다.

호흡법으로 이완 → 약 복용 → 호흡법으로 이완 → 잠자리에 눕기

Q2. 날숨 때 꼭 '코'로만 내보내야 하나요?

A2. 코에 비염이 있거나 코로만 내보내는 것이 불편하다면 입으로 내보내도 됩니다. 다만, 입으로 한 번에 짧게 후~ 내보내기보다는 천천히 입으로 후~ 내보냅니다. 이때 몸의 긴장감도 함께 내보내면서 어깨, 가슴, 배 등 전신의 긴장을 풀어줍니다. 또한, 머릿속의 잡념이나 부정적인 감정도 날숨과 함께 내보냅니다. 다만, 입으로만 날숨을 내보낼 때 입안이 건조해질 수 있으므로 코와 입을 번갈아 사용하길 권합니다.

Q3. 호흡법을 연습할 때 갑갑하기만 하고 편하지가 않아요.

A3. 첫째, 대부분은 가슴 호흡을 하면서 어깨와 가슴이 많이 움직이는 경우입니다. 평소 가슴 호흡을 한다면 호흡이 얕고 숨이 횡격막 아래쪽으로 깊이 내려가는 느낌이 없습니다.

둘째, 숨을 자꾸 통제하려고 하면 답답한 느낌이 들 수 있습니다. 들숨에 배가 확장되고 날숨에 배가 수축하는 것에 집착하다 보면 배 근육에 힘이 들어가서 역효과가 납니다.

셋째, 4-7-8 호흡법으로 하는 경우입니다. 4-7-8 호흡법은 숫자 4까지 숨을 들이쉬고 중간에 숫자 7까지 숨을 멈춥니다. 내쉬는 숨에 숫자 8까지 세며 호흡을 조절하는 기법입니다. 그러나 초보자는 4-7-8 호흡법이 과호흡으로 이어질 수 있으니, 주의가 필요합니다. 호흡법이 익숙하지 않다면 하나, 둘, 셋 또는 넷으로 숨을 들이쉬고 하나, 둘, 셋 또는 넷으로 숨을 내쉬는 3-3 , 3-4 또는 4-4 호흡법으로 시작합니다.

넷째, 들숨을 길게, 날숨을 짧게 하는 경우입니다. 우울할 때는 들숨을 길게, 날숨을 짧게 하는 것이 도움이 되지만 불안과 긴장이 높을 때는 들숨보다는 날숨을 길게, 천천히 내보내는 연습이 도움이 됩니다.

다섯째, 호흡법을 잘하려고 지나치게 애쓴 경우입니다. '잠을 잘 자기 위해 호흡 감각을 어떡하든 잘 느껴봐야지'라는 생각이 들면 배가 간질거리거나 호흡이 답답해질 수 있어요. 이럴 때는 지나친 애씀을 내려놓습니다. 호흡법만이 이완의 답이 아니니 호흡법에 집착하지 말고 마음을 편안하게 하는 다른 활동을 하는 게 좋습니다.

5. 마음의 자세

1) 그냥 할 뿐

자기 전, 또는 휴식 시간에 '쉰다'라는 자세로 호흡 감각에 주의(attention)를 둔다. 들이쉬고 내쉬는 호흡에 주의를 두며 '이 시간 동안에는 아무것도 하지 않는다'라는 마음의 여유를 갖는다. 생각의 덩어리를 붙이지 말고 호흡의 흐름에 나를 맡기자. 생각 없이 그냥 하자는 마음으로 한다. '나는 그저 이 공간에 앉아서 호흡하는 존재일 뿐이다'는 마음의 자세로 임한다.

2) 애쓰지 않음

잠을 잘 자기 위해서 자기 전에 호흡법을 지나치게 잘하려고 하는 생각은 몸의 긴장으로 이어진다. 마음의 힘을 쏙 뺀다. 몸과 마음을 편안하게 해야겠다는 가벼운 마음의 자세를 갖는다. 애쓰지 않음의 애씀(effortless effort)이 필요하다.

3) 자신에 대한 믿음

호흡 감각은 자신만이 느낄 수 있는 것이다. 다른 사람은 내가 호흡 감각을 어떤 방식으로 느끼고 있는지를 알지 못한다. 호흡 감각을 느끼는 데는 정답이 없다. 그저 힘을 빼고 바람이 들어오고 나가는 데 집중하면서 꾸준히 한다. 다른 사람과 비교하지 않는다. 자신의 호흡 감각을 믿고 연습한다.

숙면을 위한 호흡 훈련

시시각각 변화하는 몸과의 대화

몸 명상은 흔히 바디스캔으로 알려져 있으며, 신체 각 부위에 주의(attention)를 기울임으로써 몸과 깊은 만남을 가능하게 한다. 과거에 대한 생각이나 미래에 대한 걱정에서 벗어나, 현재 이 순간의 몸의 감각에 머물러 보자. 감각에 머물다 보면 자연스럽게 잠이 온다.

1. 몸 명상이란?

몸 명상은 몸의 감각을 느끼며 몸에 주의를 두는 것이다. 부교감신경계가 깨어나야 몸에서 자연스럽게 수면호르몬이 분비된다. 부교감신경계를 활성화하는 방법의 하나가 몸 명상이다. 몸 부위를 불러주고 그 감각과 가까워지면 몸과의 관계가 부드러워진다. 몸 전체에 주의를 보내는 '전체 몸 명상'과 몸의 일부에 주의를 보내는 '부분 몸 명상'이 있다.

2. 몸 명상 실습

다음 멘트는 MMPT(명상 마음챙김 긍정심리 훈련)의 창시자인 김정호

교수님의 몸 명상을 참고로 하였다.

<몸 명상 멘트>

편안한 의자에 앉아 편안한 자세로 부드럽게 눈을 감습니다. 몸과 마음을 편히 합니다. 상체 힘을 빼고 잠시 나의 몸을 만나 보도록 하겠습니다. 머리끝에서부터 발끝까지 몸 전체를 한번 느껴 보겠습니다. 어느 부위가 편안한지, 긴장되어 있는지 온몸을 스캔하겠습니다.

발

왼쪽 발전체, 오른쪽 발전체, 발을 한번 느껴 보겠습니다. 왼쪽 발, 오른쪽 발 상관없이 발바닥, 발등, 신발이 내 발을 누르는 느낌, 그 느낌에 주의를 둡니다. 발바닥의 느낌, 땅을 딛고 있는 느낌, 그 느낌에 온전히 주의를 둡니다.

양쪽 다리

이번에는 왼쪽 다리 전체를 느껴 보겠습니다. 왼쪽 다리의 근육, 피부, 그 안쪽에서의 느낌, 그 느낌에 주의를 둡니다. 오른쪽 다리도 느껴 봅니다. 오른 다리의 근육, 피부, 그 안쪽에서의 느낌, 그 느낌에 주의를 두고 가만히 바라봅니다.

몸통

이번에는 몸통 전체를 한번 느껴 보겠습니다. 몸통 앞부분의 가슴, 배, 몸통의 뒷부분의 등, 내 몸통의 옆구리, 왼쪽 옆구리, 오른쪽 옆구리, 호흡이 들어오고 나가는 느낌을 코, 가슴, 배에서 느낄수 있습니다. 그 부위에 온전히 주의를 둡니다.

손

다음은 왼손입니다. 왼손, 왼손의 손등, 손바닥, 첫 번째 손가락부터 다섯 번째 손가락까지 가만히 그 부위에 주위를 둡니다. 살집을 느껴 봅니다. 그 안에서의 느낌, 피부 표면에서의 느낌, 찌릿한느낌 등, 어떤 느낌이건 그 느낌에 주의를 둡니다. 다음은 오른손입니다. 오른손, 오른손 손등, 손바닥, 첫 번째 손가락부터 다섯 번째 손가락까지 가만히 그 부위에 주위를 두면서 살집, 근육, 피부를 느껴 봅니다.

목과 어깨

이번에는 목을 느껴 봅니다. 목의 뒤쪽, 앞쪽, 목 전체가 긴장되어 있는지 편안한지 가만히 느껴 봅니다. 이번에는 어깨를 한번 느껴 봅니다. 뒷목에서부터 어깨 뒤쪽 부위를 느껴 봅니다. 그 부위가긴장되어 있는지 편안한지 가만히 떨어져서 바라보겠습니다. 호흡과 함께 그 부위를 바라보면서 들이쉬고 내쉬고를 반복합니다.

얼굴

얼굴을 느껴 보겠습니다. 얼굴 부위 중 이마를 느껴 봅니다. 눈, 왼쪽 눈, 오른쪽 눈을 느껴 봅니다. 눈꺼풀과 안구가 맞닿은 접촉면도 느껴 봅니다. 이번엔 코를 느껴 봅니다. 코의 겉 피부, 코끝 바람의 느낌, 코 안쪽 점막에서의 느낌, 그 부위에 주의를 둡니다. 왼쪽 볼의 피부와 근육, 살집을 느껴 봅니다. 오른쪽 볼을 느껴 봅니다. 오른쪽 볼의 피부와 근육, 살집을 느껴 봅니다. 다음은 입술입니다. 입술, 윗입술과 아랫입술의 접촉면, 이와 잇몸, 혀, 입안에서의 느낌에 주의를 둡니다.

좋습니다. 눈을 뜨지 마시고 크게 들숨과 날숨을 반복합니다. 한번 더 들이쉬고 내쉬기를 반복하면서 천천히 눈을 뜨겠습니다.

3. 몸 명상 관련 Q & A

Q1. 몸 명상은 언제 하면 될까요?

A1. 전체 몸 명상은 자기 전에 연습하세요. 잠자리에 누워서는 연습하지 마시고 잠자리 옆 공간이나 조용한 곳에서 몸을 이완하세요. 낮 동안 졸릴 때는 연습하지 말고 조용한 곳에서 여유 있는 시간

에 연습해 보세요. 일상생활 속에서는 부분 몸 명상을 간간이 하
길 바랍니다.

Q2. 아무런 느낌이 없어요.

A2. 뇌의 신경계가 학습으로 새롭게 재구성되는 것이 뇌의 신경가소
성 원리예요. 이 원리에 따라 감각을 느끼는 뇌에 길이 없어서 못
느끼는 거예요. 몸의 각 부위에 주의를 보내는 연습을 하면 조금
씩 감각을 느낄 수 있어요. 얼굴은 정서가 드러나는 부위이니 얼
굴 감각을 느끼는 것부터 시작하세요. 손과 발도 감각을 느끼기가
수월한 부위죠. 근육운동을 하면 근육이 늘어나는 것처럼 몸 명상
도 꾸준히 연습을 하면 감각근육도 자라나게 됩니다.

Q3. 집중이 잘 안돼요.

A3. 몸 전체에 주의를 두는 훈련은 익숙해지는 데 시간이 필요해요.
집중이 안 될 때는 명명하기(naming)를 해 보세요. 몸의 각 부위를
'이마, 눈, 코, 볼, 입, 어깨~'라고 속말을 하면 잡념으로 덜 빠지게
되죠. 생각으로 빠졌을 때는 '생각'이라고 명명해 주고 다시 감각
으로 돌아오세요. 명명하기를 해도 집중이 어려우면 집중이 안 됨
을 수용해 주세요. 기대치를 낮추고 연습하다 보면 몸의 감각을
잘 느낄 수 있게 되죠.

숙면을 위한 몸 명상

긴장과 이완의 흐름 속에서
편안함을 찾아가는 여정

점진적 근육 이완법은 근육에 고스란히 남아 있는 스트레스와 긴장을 풀어주는 방법이다. 근육의 긴장과 이완을 반복하면서 단계적으로 긴장을 풀어준다. 긴 하루를 마치고 침대에 누웠지만, 몸이 긴장되어 쉽게 잠들지 못할 때 점진적 근육 이완법을 연습해 보자.

1. 점진적 근육 이완법(Progressive Muscle Relaxation, PMR)이란?

점진적 근육 이완법은 미국의 의사 애드먼드 제이콥슨이 개발한 이완 훈련이다. 근육에 최대한 힘을 줬다가 빼는 과정을 반복하면서 이완을 경험할 수 있다. 또한 긴장과 이완의 차이를 통해 긴장의 느낌과 이완의 느낌을 기억할 수 있다.

2. 점진적 근육 이완법 실습

등받이가 있는 편안한 소파나 의자를 준비합니다. 그 의자에 기대어 편안하게 앉습니다. 두 다리는 살짝 벌리고 양손은 무릎 위에 내려놓습니다. 몸을 축 늘어뜨려 몸의 힘을 뺍니다. 얼굴, 어깨,

팔, 가슴, 배, 다리 근육의 힘을 뺍니다. 온몸의 힘을 뺍니다. 호흡 감각에 머물면서 편안하게 들이쉬는 숨과 내쉬는 숨을 반복합니다. 내쉬는 숨과 함께 몸의 힘이 빠져나가 몸과 마음이 편안해집니다. 잠깐 동안 워밍업으로 오른쪽 주먹을 쥐어 보겠습니다. 한껏 힘을 쥐었다가 한계치에 도달했을 때 입으로 호흡을 뱉으며 한 번에 힘을 뺍니다. 눈을 지그시 감고 잠깐 동안 힘이 빠진 이완 상태에 머무릅니다. 긴장과 이완의 차이가 느껴지나요? 이제 눈을 뜹니다.

본격적으로 **점진적 근육 이완법**을 시작하겠습니다.

1) 가슴의 근육을 긴장시켜 봅니다. 깊이 숨을 들이쉰 후 잠깐 멈춰봅니다. 하나, 둘, 셋, 넷, 다섯. 자신의 한계치에 도달했을 때 입으로 숨을 내쉬며 완전히 힘을 뺍니다. 이 동작을 3회 반복합니다. 눈을 감고 10초 동안 이완된 상태에 머물러 봅니다.

2) 배에 집중해 봅니다. 배 근육을 긴장시키겠습니다. 숨을 들이마시면서 배를 바깥으로 불룩하게 만듭니다. 배에서 느껴지는 긴장감에 집중합니다. 들이쉬는 숨과 함께 5초 동안 머무릅니다. 이제 숨을 내쉬면서 배 근육의 힘을 뺍니다. 이 동작을 3회 반복합니다. 눈을 감고 이완된 상태에 10초 동안 머물러봅니다. 배가 단단할 때와 편안할 때의 차이를 느껴 봅니다. 이제 배가 등 쪽으로 닿는 느낌

으로 배를 수축합니다. 배에서 느껴지는 긴장감에 집중해 봅니다. 5초 동안 머무릅니다. 이제 숨을 내쉬면서 서서히 배 근육의 힘도 뺍니다. 이 동작을 3회 반복합니다. 눈을 감고 10초 동안 이완된 감각에 머물러 봅니다. 긴장과 이완의 차이를 느껴 봅니다.

3) 고개를 앞으로 숙여봅니다. 턱부위를 가슴 쪽으로 당깁니다. 목 뒷부분의 근육의 긴장감을 느낍니다. 하나, 둘, 셋, 넷, 다섯. 이제 내쉬는 숨과 함께 풀어줍니다. 이 동작을 3회 반복합니다. 이 상태에서 눈을 감고 10초 동안 이완된 감각에 머무릅니다. 긴장과 이완의 차이를 느낍니다.

4) 오른쪽 팔을, 주먹을 쥔 상태로 앞쪽으로, 직각으로 올립니다. 그 상태에서 오른쪽 팔 전체에 힘을 줍니다. 하나, 둘, 셋, 넷, 다섯. 최대한 힘을 주었다가 오른쪽 팔을 내리면서 긴장된 근육의 힘을 풀어줍니다. 이 동작을 3회 반복합니다. 이 상태에서 눈을 감고 10초 동안 이완된 감각에 머무릅니다. 긴장과 이완의 차이를 느낍니다.

5) 왼쪽 팔을, 주먹을 쥔 상태로 앞쪽으로, 직각으로 올립니다. 그 상태에서 왼쪽 팔 전체에 힘을 줍니다. 하나, 둘, 셋, 넷, 다섯. 최대한 힘을 주었다가 왼쪽 팔을 내리면서 긴장된 근육의 힘을 풀어줍니

다. 이 동작을 3회 반복합니다. 이 상태에서 눈을 감고 10초 동안 이완된 감각에 머무릅니다. 긴장과 이완의 차이를 느낍니다.

6) 양쪽 팔을 양손의 주먹을 쥔 상태로 안쪽으로 구부립니다. 들이쉬는 숨과 함께 5초 정도 긴장감을 유지한 후 날숨과 함께 힘을 놓아줍니다. 이 동작을 3회 반복합니다. 눈을 감고 10초 동안 이완된 감각을 음미합니다. 그리고 조금 전의 긴장과 지금 이완의 차이를 관찰합니다.

7) 이번에는 들이쉬는 숨과 함께 양쪽 어깨를 귀 쪽으로 최대한 올려줍니다. 그 상태에서 5초간 머문 후에 툭 어깨를 내려줍니다. 이 동작을 3회 반복합니다. 이완된 상태에서 눈을 감고 10초 동안 머무릅니다. 그리고 긴장과 이완의 차이를 느낍니다.

8) 이번에는 양쪽 발목에 힘을 주어서 양쪽 발을, 까치발을 한 것처럼 최대한 높이 세웁니다. 하이힐을 신은 것처럼 올려 봅니다. 종아리 근육에 힘이 가득 들어가도록 합니다. 종아리 근육에 생긴 긴장감을 느껴 봅니다. 한계치에 도달했을 때 입으로 숨을 내쉬며 종아리 근육의 힘을 뺍니다. 이 동작을 3회 반복합니다. 눈을 감고 10초 동안 그 감각을 음미합니다. 그리고 긴장과 이완의 차이를 느낍니다.

눈을 감고 잠시 동안 몸 전체의 이완된 상태에 머물러 봅니다. 점진적 근육 이완법이 끝났습니다. 준비가 되면 눈을 뜨기 바랍니다. 감사합니다.

3. 점진적 근육 이완법 관련 Q&A

Q1. 언제 하면 될까요?

A1. 잠자리에 눕기 전에 침대 옆 공간에서 이완을 합니다. 점진적 근육 이완법 이후, 호흡법으로 마무리하면 더 깊이 이완할 수 있습니다. 낮에도 틈틈이 연습하세요.

Q2. 모든 동작을 다 해야 하나요?

A2. 모든 동작을 다하지 않아도 됩니다. 평소 잘 익혀 둔 동작들 위주로 반복해 보세요. 모든 동작을 완벽하게 잘 마쳐야 한다는 강박을 내려놓고 하세요.

Q3. 호흡법 대신 점진적 근육 이완법만 해도 되나요?

A3. 이완 훈련법은 자신에게 맞는 방법을 선택하면 되세요. 호흡법이 익숙하지 않고 불편하다면 점진적 근육 이완법을 연습해 보세요.

점진적 근육 이완법을 연습해 보니 어떠셨나요? 잠들기가 어려운 날, 스트레스가 많은 날, 잠에 대한 불안으로 긴장되는 날, 연습해 보세요.

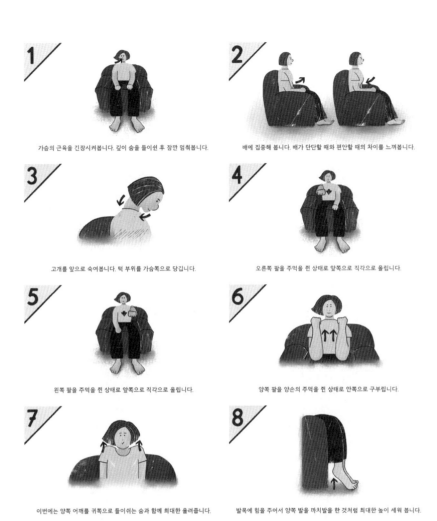

1 가슴의 근육을 긴장시켜봅니다. 깊이 숨을 들이쉰 후 잠깐 멈춰봅니다.

2 배에 집중해 봅니다. 배가 단단할 때와 편안할 때의 차이를 느껴봅니다.

3 고개를 앞으로 숙여봅니다. 턱 부위를 가슴쪽으로 당깁니다.

4 오른쪽 팔을 주먹을 쥔 상태로 앞쪽으로 직각으로 올립니다.

5 왼쪽 팔을 주먹을 쥔 상태로 앞쪽으로 직각으로 올립니다.

6 양쪽 팔을 양손의 주먹을 쥔 상태로 안쪽으로 구부립니다.

7 이번에는 양쪽 어깨를 귀쪽으로 들이쉬는 숨과 함께 최대한 올려줍니다.

8 발목에 힘을 주어서 양쪽 발을 까치발을 한 것처럼 최대한 높이 세워 봅니다.

점진적 근육 이완법(Progressive Muscle Relaxation, PMR)

나를 감싸는 편안한 풍경

자연을 상상하는 것만으로도 몸과 마음은 이완이 된다. 잔잔한 파도가 있는 바닷가, 숲속 길, 벼가 익어가는 시골 풍경 등, 나만의 편안한 장면을 익혀 둔다. 잠들기 전, 나만의 장소를 상상하면 잠들기까지 걸리는 시간이 짧아지고 수면 유지 능력이 좋아진다.

1. 심상법이란?

심상법은 이미지나 장면을 상상해서 몸과 마음을 이완시키는 방법이다. 마음속 이미지인 심상에는 자연의 이미지, 과거에 즐거웠던 기억, 구체적인 사물의 형상, 감각 등이 있는데, 시각, 냄새, 소리, 촉각 등의 감각을 상상하는 것이다.

2. 심상법의 여러 장면들 실습

1) 잔잔한 바다 풍경

부드럽게 눈을 감습니다. 코를 통해 자연스럽게 호흡합니다. 숨의 온도와 길이를 느끼며 숨을 들이쉬고 내쉬는 동작에 집중합니다. 머리끝에서부터 발끝까지 몸을 느껴 봅니다. 혹시 긴장된 부위가 있다면 내쉬는 숨과 함께 내보냅니다. 이제 준비가 되셨나요?

멀리 모래사장이 있는 바닷길을 상상해 봅니다. 당신은 맨발로 바다의 모랫길을 천천히 산책하고 있습니다. 한 걸음 한 걸음 옮기면서 발바닥과 발가락 사이에서 시원하고 부드러운 모래를 느낍니다. 모래의 느낌이 따뜻하고 부드럽습니다. 환하고 따스한 햇살이 내리쬐고 시원한 바닷바람이 내 얼굴을 스칩니다. 소금물 냄새가 코와 폐를 가득 채웁니다. 이제 걷는 것을 멈추고 당신 앞에 있는 수건을 모래 위에 깔고 앉습니다. 수평선의 먼 곳을 응시합니다. 햇살이 에메랄드 바닷물에 반사되어 반짝이는 광경을 감상합니다. 멀리 수평선 위에 파란 하늘과 그곳에 떠 있는 구름을 바라봅니다. 멀리 갈매기가 나는 모습이 보입니다. 바닷가의 파도가 밀려오고 나갑니다. 철렁~ 철렁 파도 소리를 들으며 바다를 평온하게 바라봅니다. 당신은 그곳에서 더욱더 숨이 길어지면서 평온해집니다. 이제 일어나서 파도가 잔잔하게 밀려오는 바다에 발을 담가 봅니다. 시원한 바닷물이 밀려와서 발을 가볍게 스쳤다 빠져나가는 감각을 온전히 음미합니다. 따사로운 햇살, 부드러운 모래, 상쾌한 바람, 시원한 바닷물의 감각이 당신을 온전히 평온하게 만듭니다. 이 순간을 가만히 음미합니다. 이곳은 항상 당신을 위한 장소이며, 당신이 에너지를 받는 장소임을 기억해 봅니다. 이제 바다장면에서 당신이 앉아 있는 이곳으로 마음의 주의(attention)를 돌립니다. 잠시 들이쉬는 숨과 내쉬는 숨의 호흡 감각에 머뭅니다. 그리고 준비가 되었을 때 천천히 눈을 뜹니다.

2) 푸른 숲 풍경

부드럽게 눈을 감습니다. 심호흡을 몇 번 하고 몸을 편안하게 합니다. 긴장을 풀기 위해 들이쉬고 내쉬는 과정을 반복합니다. 이제 호흡이 안정되었나요?

푸른 울창한 숲속에 당신이 있습니다. 숲의 기운을 온몸으로 느낍니다. 길 양옆에는 큰 나무들이 자리 잡고 있습니다. 다양한 나무들을 머릿속에 그려 봅니다. 매끄러운 껍질이 있는 나무, 이끼 낀 나무, 거친 껍질이 있는 나무, 여러나무를 상상해 보세요. 당신 가까이에 있는 나무의 표면을 손끝으로 만져 보세요. 손바닥이나 손끝에서 느껴지는 나무줄기의 결은 자연 그대로의 느낌을 전달해 줍니다. 나무의 온도를 느껴 봅니다. 따뜻하지도 차갑지도 않은 나무 특유의 온기를 손끝으로 느끼며, 나무와의 연결감을 느껴 봅니다. 이제는 나무 냄새를 음미해 봅니다. 나무의 냄새가 당신을 기분 좋게 합니다. 새가 지저귀는 소리를 들어봅니다. 종달새 소리인가요? 꾀꼬리 소리인가요? 어떤 새일까요? 청아한 새소리를 상상하니 귀가 맑아집니다. 새소리를 들으며 편안함에 머물러 봅니다. 졸졸 흐르는 시냇물 소리를 들어봅니다. 맑은 숲속에서 천천히 흐르는 시냇물 소리는 평온함을 선사합니다. 시냇물 옆에는 작은 화초들이 자리 잡고 있습니다. 싱그러운 화초들이 부드럽게 바람에 흔들립니다. 푸른 화초들이 당신의 얼굴에 미소를 짓게 합니다. 부드러운 바람이 얼굴을 스치고, 따사로운 햇살과 숲의 향기가 당신을 따사롭게 감쌉니다. 자연과 하나가 된 느낌과 현재 이 순간의 편안함을 기억해 봅니다. 당신은 필요할 때마다 이 장소로 돌아올 수 있습니다. 이제 숲속 장면에서 나와 당신이 앉아 있는 이곳으로 마음의 주의(attention)를 돌립니다. 잠시 들이쉬는 숨과 내쉬는 숨의 호흡 감각에 머뭅니다. 그리고 준비가 되었을 때 천천히 눈을 뜹니다.

3) 평화로운 시골길 풍경

몸과 마음을 편히 합니다. 부드럽게 눈을 감고 호흡 감각에 주의 (attention)를 둡니다. 코를 통해 호흡이 들어오면서 복부가 팽창하고 호흡이 나가면서 복부가 수축합니다. 잠시 동안 호흡에 머물러 보겠습니다. 그리고 지금 마음에서 일어나는 모든 것을 내보내 봅니다. 호흡이 잦아드셨나요?

　당신은 평화로운 시골길을 걷고 있습니다. 천천히 걷는 동안, 시원한 바람이 자연의 향기를 실어와 코끝을 감싸고 있습니다. 부드럽게 살랑대는 바람이 당신의 피부를 살며시 만져줍니다. 시간이 여유롭게 흘러가고 있음을 느낄 수 있습니다. 당신은 둥근 초가집을 발견하고 발걸음을 멈춥니다. 초가집 앞마당에는 크고 작은 항아리들이 놓여 있습니다. 갈색을 띤 항아리 주위에는 노랗고 하얀 들꽃들이 풍성하게 피어 있어 마치 작은 화원 같은 느낌을 줍니다. 수돗가에는 둥근 고무 대야가 놓여 있고 그 안에는 맑은 물이 담겨져 있습니다. 이곳은 마치 시간이 멈춘 듯 평온함을 느낄 수 있는 공간입니다. 한편에 자리한 텃밭에는 붉게 익은 작은 토마토들이 가지에 싱그럽게 매달려 있습니다. 토마토 사이로 흰 나비들과 노란 나비들이 여유롭게 작은 날갯짓을 하며 날아다니고 있습니다. 나비들의 아름다운 날갯짓이 이 소박한 풍경과 조화를 이룹니다. 넓게 펼쳐진 하늘은 구름 없이 맑고 푸른 색상으로 가득 차 있습니다. 이 순간 시골길 위에 펼쳐진 아름다운 자연 속에서 당신은 행복과 평온함을 느낄 수 있습니다. 이제 시골길 장면에서 나와 당신이 앉아 있는 이곳으로 마음의 주의(attention)를 돌립니다. 잠시 들이쉬는 숨과 내쉬는 숨의 호흡 감각에 머뭅니다. 그리고 준비가 되었을 때 천천히 눈을 뜹니다.

4) 평온한 호수 풍경

눈을 부드럽게 감습니다. 깊게 숨을 들이 마시고 내쉬는 것을 반복해 봅니다. 숨을 차분하게 들이쉬고 내쉬면서 잠시 동안 호흡 감각에 머무르겠습니다. 호흡이 차분해졌으면 마음속 호수 장면을 상상해 봅니다.

아름답고 평온한 호수 옆에서 편안하게 쉬는 모습을 상상해 봅니다. 바람이 부드럽게 호수 위를 스치며 수면에 작은 파문들이 만들어지는 모습을 지켜봅니다. 주변 환경은 평온하고 즐거워서 완전한 평화를 느끼게 합니다. 이 평온한 느낌이 몸과 마음을 감쌉니다. 호수 주변의 푸릇한 풀들은 바람에 부드럽게 흔들립니다. 나무들은 물 위에 아름다운 그림자를 드리웁니다. 차가운 바람이 가볍게 머리카락을 스치듯이 지나갑니다. 태양 빛이 부드럽게 호수의 표면에 반사되어 아름답게 빛나고 있습니다. 이 호수에서는 시간이 멈춘 듯 평온함이 느껴집니다. 모든 걱정과 스트레스가 멀리 사라진 것처럼, 마음은 편안하고 가벼워지며 일상의 소음을 잠시 잊게 됩니다. 이 아름다운 호수 장면은 마치 영혼을 달래주는 휴식처로, 당신에게 평화로움을 선사합니다. 자, 이제 깊게 숨을 들이마시고 내쉽니다. 좋은 느낌이 당신의 몸과 마음을 가득 채우도록 허용합니다. 평온함과 고요함이 당신 주위에 있습니다. 준비가 되면 눈을 떠 주세요.

5) 비 오는 한옥 풍경

숨을 깊게 들이마시고 길게 내쉬어봅니다. 숨을 깊이 들이마시고 길게 내쉬는 과정을 반복해 봅니다. 이제 부드럽게 눈을 감고 비 오는 날을 상상해 봅니다.

당신은 지금 한옥의 쪽마루에 앉아 있습니다. 빗소리가 앞마당을 가득 채우고 있습니다. 기와를 타고 내려오는 빗방울이 땅에 떨어지며 작은 원을 만들어냅니다. 연이어 떨어지는 빗방울로 동그란 웅덩이 위에 작은 물결이 생깁니다. 찰랑찰랑. 당신은 아무 생각 없이 그저 뚝뚝 떨어지는 그 빗방울을 바라봅니다. 빗방울이 마당에 있는 나무의 푸르른 잎사귀를 적시면서 초록빛이 더 선명해집니다. 빗소리와 함께 흙냄새와 나무 냄새가 호흡을 깊게 합니다. 이 냄새에 잠시 머물러봅니다. 작은 마당 한쪽 구석에 자리 잡은 장독대가 눈에 들어옵니다. 빗방울이 항아리 뚜껑 위에 가볍게 계속해서 떨어집니다. 항아리 뚜껑 위로 빗물이 고입니다. 당신은 뚜껑 위에 고인 물을 멍하니 바라봅니다. 빗물에 젖은 항아리는 윤기가 흐르고 오래된 세월을 품은 듯 묵직한 기운이 감돕니다. 항아리들 사이로 작은 풀들이 파릇파릇 살아납니다. 마당에는 빗물이 고이면서 생겨나는 작은 물웅덩이들이 보입니다. 장독대 주변에 있는 비에 젖은 들꽃들은 바람에 살랑살랑 흔들립니다. 한옥에서의 비 오는 풍경을 바라보며 당신은 얼굴에 작은 미소를 짓습니다. 한옥에서 마주한 비 오는 풍경은 당신에게 고즈넉함과 평온함을 선물해 줍니다. 당신은 그곳에서 몸과 마음이 편안해집니다. 이제 비 오는 한옥 장면에서 나와 당신이 앉아 있는 이곳으로 마음의 주의 (attention)를 돌립니다. 잠시 들이쉬는 숨과 내쉬는 숨의 호흡 감각에 머뭅니다. 그리고 준비가 되었을 때 천천히 눈을 뜹니다.

3. 심상법 Q&A

Q1. 심상법 언제 하면 좋을까요?

A1. 평상시 긴장감이 높을 때나 휴식을 취할 때 자연의 이미지를 떠올려 보세요. 잠자리에 누웠을 때 편안한 장면을 의도적으로 떠올리게 되면 걱정이나 부정적인 생각들은 사라지게 되죠.

Q2. 이미지가 머릿속으로 잘 안 떠올라요.

A2. 나만이 느끼는 편안한 장소, 행복했던 장소, 좋아하는 장소를 메

모해 두고 의식적으로 알고 있어야 해요. 사진이나 그림을 활용해 보세요. 그래도 이미지가 잘 안 그려진다면 자연의 소리로 그 느낌을 기억해 보세요. 그 장소에서 경험했던 소리나 냄새를 온전히 기억하는 것으로도 이완을 경험할 수 있습니다.

숙면을 위한 심상법

가벼운 요가로 느끼는 이완의 기쁨

불면증은 신체적 긴장과 마음의 불안에서 비롯된다. 요가 명상은 깊은 호흡과 부드러운 움직임을 통해 몸과 마음을 연결하고, 잠을 방해하는 긴장과 불안을 잠재운다. 천천히 그리고 느리게 지금 이곳에서의 동작과 호흡에 머물러 보자.

1. 요가 명상의 필요성

요가 명상은 호흡과 함께 다양한 자세와 동작에 주의를 두는 훈련으로 지금–여기의 감각 세계와 연결된다. 요가 명상을 통해 몸을 유연하게 하는 습관은 몸 건강을 유지하는 데 도움이 된다. 요가를 통해 몸을 풀어주면 마음도 유연해진다.

2. 요가 명상의 태도

내 몸은 움직이지만 내 마음은 쉰다는 자세로 임한다. 몸의 감각을 느끼면서 몸의 한계를 알아차린다. 무리하지 않고 단순한 동작 하나하나를 즐긴다는 태도로 임한다.

3. 요가 명상과 스트레칭의 차이점

요가 명상은 내 몸의 움직임과 감각에 집중하는 것이다. 요가 명상은 각 동작이 끝난 후에 잠시 그 감각의 여운을 음미하는 시간이 있다. 이 두 가지가 스트레칭과 다른 점이다.

4. 요가 명상 실습

잠을 위한 요가 동작은 앉아서 하는 것이 중요해서 몇몇 앉아서 하는 자세를 소개한다. 먼저 요가 명상을 할 때는 표정을 부드럽게 하고 입술 끝의 힘을 뺀다. 입꼬리가 살짝 올라가도록 미소 짓는다. 기본적인 동작을 천천히 감각을 느끼면서 하는 것이 핵심이다. 편안하게 앉은 후 심호흡을 하며 어깨 힘을 툭 떨어뜨린다. 크게 들이쉬는 숨과 내쉬는 숨을 3~4회 정도 반복하면서 지금 여기의 몸을 느낀다.

1) 고개 숙이기

양반다리로 앉은 다음, 양손을 머리 뒤로 깍지를 낀 후 숨을 들이마신다. 밑으로 쓸어내리는 느낌으로 고개를 천천히 숙이면서 숨을 천천히 내쉰다. 다시 숨을 들이마시며 천천히 고개를 원위치 시킨다. 이 동작을 3~4회 정도 반복한다. 다 마치면 눈을 감고 감각의 여운을 음미한다.

2) 머리 잡고 목 측면 밀기

허리를 펴고 앉아서 왼손을 머리 위로 가로질러 오른쪽 귀 윗부분까지 감싼 후 숨을 들이마신다. 숨을 내쉬면서 왼손에 힘을 주어 머리를 왼쪽으로 살짝 당긴다. 숨을 들이마시며 원위치로 돌아온다. 이 동작을 3~4회 반복한다. 반대쪽도 동일한 방법으로 수행한다. 동작을 마치면 눈을 감고 감각의 여운을 음미한다.

3) 어깨 올렸다 내리기

어깨 으쓱 귀 쪽으로 들어 올리며 숨을 크게 들이마시고, 후~ 내쉬면서 어깨를 툭 풀어준다. 이 동작을 3~4회 반복한다. 잠깐 동안 눈을 감고 감각의 여운을 음미한다.

4) 어깨 돌리기

이 동작의 호흡은 자연스러운 호흡을 한다. 양손 끝을 가볍게 어깨 위에 올린 상태에서 팔꿈치를 앞에서 뒤로 원을 그리며 어깨를 돌린다. 이 동작을 3~4회 반복한다. 반대 방향(뒤 -> 앞)으로 실시한다. 반대방향 동작도 3~4회 반복한다. 동작을 마치면 눈을 감고 감각의 여운을 음미한다.

5) 나비 자세

매트에 앉은 자세에서 시작한다. 두 다리를 접어 발을 사타구니로 가까이 가져와 모은다. 손으로 양발을 잡고 척추는 반듯이 세운다. 이때 어깨가 말리지 않도록 가슴을 활짝 열어 준다. 가능한 무릎을 바닥 가까이 내린다. 무리하지 않는다. 양쪽 무릎을 나비가 펄럭이는 것처럼 바닥에 내렸다 올렸다 하는 동작을 10회 반복한다. 다 마치면 눈을 감고 감각의 여운을 음미한다.

6) 두 다리 앞으로 뻗은 후 상체 내리기

바닥에 앉은 후 허리를 똑바로 세운 후 다리를 앞으로 뻗는다. 숨을 들이마시면서 양팔을 위로 뻗어 준다. 숨을 내쉬면서 아랫배가 무릎에 닿는다는 느낌으로 양팔과 함께 상체를 숙인다. 손은 양쪽 발가락 쪽으로 향하되 무리하지 않는다. 이마를 다리에 붙인 후 숨을 내쉰다. 숨을 들이마시면서 천천히 상체를 들어 올린다. 이 동작을 3~4회 반복한다. 동작을 마치면 눈을 감고 감각의 여운을 음미한다.

7) 한쪽 발바닥을 허벅지에 놓고 상체 내리기

오른쪽 발바닥을 왼쪽 허벅지 안쪽에 놓는다. 동작을 하기 전에 숨을 들이마신다. 숨을 내쉬면서 양손은 왼쪽 발끝 쪽을 향하며 상체를 숙인다. 숨을 들이마시면서 상체를 천천히 들어 올린다. 이 동작을 3~4회 반복한다. 반대 다리도 동일하게 진행한다. 다 마치면 눈을 감고 감각의 여운을 음미한다.

8) 소 고양이 자세

무릎을 바닥에 꿇고 양손은 바닥에 짚어 테이블 자세를 유지한다. 숨을 들이마시면서 시선은 정면을 향하고 배꼽은 바닥 쪽으로, 꼬리뼈는 살짝 위쪽으로 팔꿈치는 굽혀지지 않게 한다(소 자세). 숨을 내쉬면서 최대한 등을 아치형으로 만들고 시선은 배꼽을 향한다(고양이 자세). 이 동작을 3~4회 반복한다. 다 마치면 눈을 감고 감각의 여운을 음미한다.

9) 아기 자세(무릎을 꿇고 엎드리기 자세)

무릎을 바닥에 대고 발등이 바닥에 닿게 앉는다. 엉덩이는 발뒤꿈치에 닿도록 한 상태에서 숨을 들이마신다. 그 상태에서 숨을 내쉬면서 상체를 천천히 숙이며 양팔을 앞으로 쭉 뻗는다. 손과 이마가 바닥에 닿을 정도로 천천히 숙인다. 최대한 숙인 후 자세를 30초 정도 유지한다. 숨을 들이마시며 돌아온다. 이 동작을 3~4회 반복한다. 충분히 이완 상태에서 감각의 여운을 음미한다.

5. 요가 명상을 통한 쉼의 시간

스트레스를 받았을 때 마음을 환기할 수 있는 뭔가가 필요하다. 그 하나의 방법으로 요가 명상을 해 보자. 가만히 몸을 움직이면서 몸의 감각에 집중하다 보면 내 마음의 무대에서 스트레스 사건이나 그 사건으로 인한 생각이니 감정들이 줄어든다. 요가 명상을 통한 쉼의 시간은 몸과 마음을 편안하게 이끈다. 몸의 뭉친 근육들을 풀어주면 마음의 딱딱함도 사라진다. 요가 동작들을 천천히 느리게 감각을 느끼면서 한다. 어떤 동작이건 무리하지 않는다. 자신의 한계를 알아차리고 한계가 있는 나를 수용하고 보듬어 준다.

6. 요가 명상 관련 Q&A

Q1. 요가 명상 언제 할까요?

A1. 시간의 여유가 있을 때 천천히 느긋한 자세로 하세요. 사무실 공간에서는 업무 중간에 잠깐 쉰다는 마음의 자세로 상체 동작 위주로 긴장된 부위를 풀어주세요.

Q2. 목 디스크가 있는데 목요가 동작을 해도 되나요?

A2. 디스크가 있는 부위의 요가 동작은 안 하셔도 됩니다. 요가 자세를 취할 때는 한계에 대한 알아차림과 무리하지 않기를 꼭 기억하세요.

내 안의 다정함을 만나다

잠을 못 자는 것은 고통스러운 일이다. 고통의 순간에 따뜻한 위로가 필요하다. 친구가 잠을 못 자고 힘들어할 때 어떤 위로의 말을 건넬 수 있을까? 마치 친구에게 하는 것처럼, 나에게 다정한 말을 건네 보자. 자신에게 자비를 보내려는 동기는 몸과 마음의 긴장을 풀어 주고 잠을 못 자는 나를 수용하게 해준다. 나에게 건네는 다정한 위로 한 스푼이 불면의 밤에 도움이 될 것이다. 잠들기 전, 창피했던 순간들을 떠올리는 것 대신 자기자비를 연습하고 침대에 누워 보자.

1. 자기자비(self-compassion)란 무엇인가요?

나 자신에게 가장 좋은 친구이자 따뜻한 사람이 되는 것이 바로 자기자비이다. 미국의 심리학자 Kristin Neff가 자기자비척도(Self-Compassion Scale, SCS)를 개발하면서 '자기자비'라는 개념을 제시했다.[3] Neff에 따르면, 자기자비는 자기친절, 보편적 인간실존, 마음챙김이라는 세 가지 핵심 요소로 이루어지며, 이 중 자기친절이 가장 중요한 개념이다.[4] Neff는 "자기친절이란 자신에 대한 비난을 멈추고, 더 나아가 힘들 때 자신에게 따뜻한 위로를 주는 것을 의미한다"고 했다. 김정호는 자기자비를 "자신의 고통에 깊이 공감하며, 그 고통에서 벗어나 행복하기를 기원해 주는 것"이라고 정의했다 (2014, p.235).[5]

2. 왜 자기자비가 필요할까요?

고통이나 실패의 순간에 자신에게 친절한 말을 건네는 것은 쉽지 않다. 실수의 순간에 '너 왜 그랬어?', '조금은 더 잘할 수 있었잖아', '그것밖에 못하니', '넌 왜 그렇게 끈기가 없니?' 화를 참지 못한 순간에도 '왜 조금 더 참지 못했니?', '바보, 멍청이', '너무 창피해'라고 자신을 비난한다. 자기 비난의 말들은 스스로를 갉아먹는 독이 되고 몸의 긴장도를 높여 숙면에 방해가 된다. 따라서 고통의 순간에 자기 비난을 알아차리고 멈춘다. 사랑의 행위인 자기자비 연습을 잠을 못 자는 분께 권하고 싶다. '다른 사람들은 다 잘 자는데 왜 나만 못 자지', '왜 이렇게 못 자는 거야', '너는 남들 자는 잠도 제대로 못 자니'보다는 '잠을 못 자고 있으니 참 힘들구나!', '내 마음이 평온하기를'과 같은 따사로운 햇살과 같은 자비의 말을 건넨다. 자기자비가 높은 사람은 수면의 질이 좋았다.[6] 예를 들어 2주간 20분 동안 자기자비 수행을 한 집단은 다음 날 아침 수면의 질이 더 좋았다.[7] 또한 Kok와 동료들의 연구[8]에 의하면, 자기자비 훈련으로 미주신경이 활성화되면서 심장박동수가 감소하고 이완이 촉진되었다.

3. 자기자비를 연습해 보세요.

자기자비 연습법 3가지(자기자비 문구, 자기자비 심상법, 자기자비 행동) 중 자신에게 적합한 것으로 실행하면 좋다. 즉, 자기자비 심상법이 잘 안 된다면 자기자비 문구과 자기자비 행동을 연습하고 세 가지 모두 잘 되는 분은 세 가지를 다 활용한다.

1) 자기자비 문구

다음의 자비 문구를 수시로 하는 습관을 들인다. 예를 들어, 아침에 일어났을 때, '~~야, 오늘도 활기차기를~', '~~야, 오늘도 내가 참 좋아'와 같이 자비 문구로 하루를 시작한다. 심장이 뛰고 숨이 막혀 올 때는 '마음이 평온하기를~', '불안이 줄어들기를~'과 같은 자비 문구를 습관처럼 외쳐본다.

일반적인 자비 문구들

내가 건강하기를

내가 평온하기를

내가 행복하기를

내가 안전하기를

나의 분노가 줄어들기를

나의 고통이 줄어들기를

나의 걱정이 줄어들기를

나의 슬픔이 줄어들기를

내가 타인의 평가에서 벗어나기를

내가 있는 그대로의 나를 수용하기를

내가 나 자신을 진정으로 돌보기를

내가 가치 있는 존재라는 것을 기억하기를

잠 관련 자비 문구들

잠에 대한 불안이 줄어들기를

마음이 평온하기를

지금의 상태를 수용하기를

잠에 대한 걱정이 줄어들기를

감사, 격려, 위로의 문구들

잠을 못 잤음에도 하루하루를 충분히 잘하고 있어.

수면이 안 좋아도 잘 버티고 있네.

잠을 못 자 힘들다고 말해도 괜찮아.

잠에 대한 불안한 감정을 느껴도 괜찮아.

2) 자기자비 심상법

편안히 자리에 앉아 부드럽게 눈을 감습니다. 먼저 몸 전체를 느낍니다. 긴장되어 있나요? 이완되어 있나요? 얼굴, 어깨, 팔, 가슴, 배, 다리 몸 전체의 힘을 뺍니다. 특히 어깨의 힘과 얼굴의 힘을 완전히 뺍니다. 얼굴의 입꼬리를 살짝 올립니다.

자, 이제 편안하게 이완되었나요? 의식의 초점을 가슴이나 배의 호흡 감각으로 보냅니다. 들이쉬는 숨보다는 내쉬는 숨을 길게 내쉬면서 긴장감을 내보냅니다. 호흡의 리듬을 따르면서 동시에 가슴의 중앙 심장 부위로 주의를 모읍니다. 숨을 들이마시고 내쉬면서 들숨과 날숨에 집중해 봅니다. 호흡이 고르게 안정되었나요?

의식의 초점을 가슴에 두고 가슴의 온도를 느껴 봅니다. 가슴이 따뜻해질 만한 대상이나 자연의 장면을 구체적으로 떠올립니다.

그 따사함이 온몸을 감싸는 느낌을 상상해 보세요. 가슴 중앙 부위가 훈훈해졌나요? 온몸의 힘을 빼고 사랑으로 가득한 나 자신의 모습을 심상으로 떠올려 봅니다. 내가 미소 지으며 앉아 있는 모습을 상상해 봅니다. 명치 주변의 가슴 부위는 중단전의 위치로 감정과 연결되어 있습니다. 양손을 심장 부위에 대고 나를 감싸 안습니다. 잠을 못 자 힘들어하는 나를 부드럽게 안아줍니다. 나 자신을 따뜻하게 보듬어 줍니다. 친구가 힘들 때 어떻게 대하죠? 그렇죠, '너무 힘들어하지 마, 괜찮아질 거야~'라고 위로해 주겠죠. 친구에게 위로해 주듯이 나에게도 따스한 위로를 건넵니다. 자신에 대한 부정적인 생각이 떠오를 수 있습니다. 그런 불편한 생각이 있음을 알아차리고 멈춥니다. 대신 진정성을 가지고 따뜻한 자비문구를 마음속으로 따라 합니다.

내가 건강하기를….
내가 평온하기를….
내가 행복하기를….
내가 안전하기를… 바랍니다.

호흡 감각과 함께 자비의 문구를 5분~10분 정도 반복을 한 후 마칠 준비가 되었을 때 부드럽게 눈을 뜹니다.

3) 자기자비 행동[9]

- 운동하기
- 반려동물과 놀기
- 산책하기
- 건강한 음식 먹기
- 전신욕이나 반신욕 하기
- 미술관 가기
- 음악회 가기
- 나에게 감사 편지 쓰기
- 몸을 이완할 수 있는 이완법 연습하기
- 자신에게 따뜻한 말 건네기
- 나를 향한 미소 짓기

4. 자기자비에 관한 Q&A

Q1. 눈물이 나요.

A1. 자기자비 연습 중 자신도 모르게 울컥하는 경우가 있어요. 평상시 알아주지 않았던 '자비의 나'를 갑자기 마주하면서 울컥하는 감정이 올라오는 것은 당연합니다. 이럴 땐 그 감정을 허용해 주고 자비를 보내 보세요. 자신에게 친절하지 않았다는 것을 알아차리는

것에서부터 자기자비 연습은 시작되니까요.

Q2. 나 자신에게 자비를 보내는 것이 쉽지 않아요.

A2. 자신에게 너그러워지면 인생의 목표에서 멀어질까 봐 불안해집니다. 그래서 자신을 친절하게 대하는 것이 어려워요. 자기자비가 안 된다면 타인자비(타인에게 보내는 자비)를 한 후에 자기자비를 연습해 보세요. 타인자비는 자비를 보낼 그분을 떠올리면서 '~~분께서 건강하시길, 평온하시길, 행복하시길, 성장하시기를 바랍니다'라고 기원해 주는 것입니다. 타인에게 따스한 마음을 보내면 가슴이 따뜻해지면서 심장 부위가 열리게 되죠. 그때 살포시 나에게도 따스함을 보내 보세요.

타인이 주는 자기자비를 연습해 보세요. 자기자비가 안 되는 분들에게 효과적이에요. 나를 항상 지지해 주고 응원해 주는 누군가를 떠올려 보세요. 그분의 부드럽고 자상한 마음을 떠올리며 그분께서 나에게 자비의 말을 해 주는 것을 상상해 보세요.

Q3. 따뜻한 이미지가 안 떠올라요.

A3. 우뇌가 발달하면 이미지를 머릿속에서 그리는 것이 수월해요. 하지만 이미지가 안 떠오른다면 언어적 기법인 자기자비 문구를 마음속으로 반복하는 것부터 시작해 보세요. 또는 자신이 사랑하는

사람이나 애완동물의 따스함을 기억하고 느껴 보세요

Q4. 자기애가 강한 사람은 자기자비 연습을 하면 자기애가 더 커질 것 같아요.

A4. 자비는 자기자비와 타인자비로 나눌 수 있어요. 이타성이 강한 사람은 자기자비 연습을, 자기애가 강한 사람은 타인자비 연습을 권해요.

따뜻함을 경험해 보는 자기자비 연습해 보시니 어떠셨나요? 몸이 이완되어 숙면에 도움이 되셨나요?

떠돌아다니는 생각과 걱정에 대하여

불면증의 개선을 위해 건강한 잠에 관한 행동 습관 못지않게 숙면을 돕는 생각 또한 중요하다. 인간은 기본적으로 긍정적 정보보다는 부정적 정보에 더 주의(attention)를 기울이는 부정편향성(negativity bias)을 지니고 있다. 이런 경향성으로 잠을 못 이뤘던 과거 경험에 대한 생각에 집중하고 잠과 관련된 미래 걱정에 몰두한다. 자신의 수면에 대한 생각과 걱정을 알고 싶다면, 〈불면증 연구소〉에서 〈잠에 대한 신념과 태도 검사〉를 해 보자.

1. 낮 업무처리에 대한 걱정
- 밤에 잠을 못 자면 내일 회사 업무에 큰 지장이 있을 것이다.
- 잠 때문에 업무 효율이 낮아져 인사고과에서 낮은 점수를 받을 것이다.
- 오늘 밤 잠을 못 자면 내일 회의에서 큰 실수할 것이다.

수면이 부족하면 업무 집중력에 영향을 줘서 업무 효율이 떨어질 수 있다. 하지만 수면 문제로 일에 있어 큰 실수를 하거나 중요한 업무를 망쳐서 회사에서 해고된 사례는 거의 없다. 설령 있다 하더라도 확률적으로 지극히 낮다. 잠을 못 자 사소한 실수를 해서 상사에게 지적을 받을 수는 있을 것이다. 하지만 사소한 실수는 잠을 잘 자도 인간이라면 누구나 할 수 있는 것이다. 잠을 못 자서 업무 처리가 미진했을 경우, 최악의 상황은 회사에서 해고되는 것이다. '해고가 된 후 어떻게 살아가실까요?'라고 내담자에게 물으면 '다른 일자리를 찾겠죠.'라고 덤덤히 대답한다. 최악의 시나리오를 가정해 보면 그 결과조차 수용할 수 있다. 사실보다 더 걱정하고 과장하는 것은 불면증을 악화시킬 뿐이다.

2. 못 잔 날들에 대한 걱정

- 어제 한숨도 못 잤어요. 거의 꿈만 꾼 것 같아요.
- 일주일 동안 하루도 잠을 자지 못했어요.

한숨도 못 잤다고 하지만 실제 수면다원검사 결과를 보면 생각보다 잔 경우가 많다. 수면 효율성, 즉 잠을 잔 시간 대비 침대에 누워 있는 시간을 따져 보면 보통 60% 이상이다. 얕은 잠을 잔 상태라 개운함은 없지만 잠을 안 잔 것은 아니다. 일주일의 수면 상태를 봤을 때 2~3일은 그래도 잔 경우가 많다. 잠을 못 잔 2~3일에 집중하기 때문에 일주일 내내 못 잔 것으로 결론을 내린다. '2~3일은 푹 잘 잤네, 잔 날도 있구나!'에 초점을 둔다. 수면이 좋아질 거라는 긍정적 메시지를 자신에게 보내 보자. 그리고 잠을 잤냐, 못 잤냐 의 이분법적 사고보다는 중간 정도의 잠이 있음을 인지한다.

3. 치매 걱정

- 수면 시간이 짧아서 나이가 들어 치매에 걸리는 건 아닐까요? 치매 에 걸려서 자식들에게 짐만 안겨주면 어떡하죠? 약이라도 먹고 더 길게 자는 것이 좋은가요?
- 할머니가 치매 진단을 받았는데 의심이 많아지고 폭력적으로 변했 어요. 저도 나중에 할머니처럼 될까 봐 걱정돼요.

불면증 내담자가 가장 걱정하는 것은 치매이다. 잠의 부족으로 기억력 저하가 나타나면서 치매에 대한 우려는 커진다. 치매 걱정 도 지나치면 각성으로 이어져 불면증을 부채질할 뿐이다. 걱정한 다고 해결될 게 아니면 그냥 흘려보내는 게 낫다. 인생에 있어 통 제를 못하는 것들은 내려놓는다. 치매는 가족력이 중요하고 가족 력이 있다고 다 치매에 걸리는 것은 아니다. 치매가 걱정되면 적 극적으로 질문지형 치매 검사나 MRI나 MRA 검사를 통해 현재 의 기억력 상태를 파악한다. 검사 결과가 기억력이 양호하다고 나 오면 치매에 대해 의식하지 않아야 한다. 두뇌 활동이나 운동요법

등이 기억력 증진에 도움이 되니 앞에서 제시한 수면 지침들을 실천한다.

4. 건강 걱정

- 잠 때문에 오래 못 살 것 같아요.
- 잠을 못 자서 질병에 걸리는 건 아닐까요?
- 불면증으로 탈모가 악화될까 두려워요.

수면 문제로 인해 면역체계가 무너져 질병에 걸리는 건 아닌지를 가장 많이 우려한다. 다면적 인성검사를 하게 되면 '건강염려증' 척도 점수가 높게 나온다. 다면적 인성검사는 정신적 상태와 성격 특성에 대한 검사이다. 지나친 건강 걱정은 잠에 해롭다. 초저녁, 걱정 노트에 걱정 거리를 낱낱이 적어 보고 걱정의 끝에는 무엇이 있는지를 직면한다. 걱정노트는 걱정을 정리하고 불안을 줄여 잠을 취하는 데 도움이 된다.

5. 단약에 대한 걱정 및 수면제 의존성

- 3주 동안 단약을 했는데, 다시 약을 먹게 되니 약을 영원히 못 끊을 것 같아요.
- 수면제 없이는 잠에 대처할 수가 없어요.

수면제를 중단한 후 몇 주 동안 잘 자다가도, 갑자기 수면 리듬이 깨지면서 불안할 수 있다. 이때는 약물 중단 과정에서 나타날 수 있는 현상임을 받아들이고, 다시 수면 위생, 자극 조절법, 수면 제한법, 이완 훈련 등을 실천한다. 만약 체력이 고갈되었다면 수면제를 간헐적으로 복용하면서 수면 지침을 따른다. 수면제를 다시 복용한 것에 대해 죄책감을 갖지 않는다. 단약의 과정은 약을 끊고자 하는 의지가 가장 중요하다.

6. 수면 시간 및 취침 시간에 대한 강박적 사고

- 8시간 자야 면역체계가 건강하잖아요.
- 밤 10시에는 반드시 잠이 들어야 해요.
- 자정을 넘기면 잠이 확 달아나면서 불안해져요. 밤 12시 전에는 꼭 잠자리에 누워야 해요.

사람마다 적정 수면 시간은 다르다. 어떤 사람은 4시간만 자도 낮 동안의 생활에 문제가 없고 어떤 사람은 10시간을 자야 낮에 효율적으로 기능한다. 또한 나이가 들수록 총 수면 시간은 점점 감소한다. 수면 시간은 절대 타인과 비교할 필요가 없다. 4시간을 잤더라도 낮에 활동하는 데 지장이 없으면 괜찮은 것이다. '정해진 시간에 꼭 자야 한다'는 사고는 불면증을 부추긴다. 그날그날의 활동량에 따라 에너지 소비가 다르므로 매일 같은 시간에 잠이 안 올수도 있다. 특히 활동량이 적은 날엔 잠이 늦게 온다. 정해진 취침 시간에 누웠는데 잠이 안 오면 슬슬 불안해진다. 그러다가 자정을 넘기면 불안은 증폭된다. 취침 시간에 대한 강박이 있다면 시계를 잠자리에서 없애자. **취침 시간은 유연하게, 기상 시간은 규칙적인 시간으로 정해서 수면 리듬이 자연스럽게 흘러가도록 한다.**

7. 부정적 확언

- 한 달간 잠을 잘 잤는데 이틀 연속 수면 리듬이 틀어졌어요. 불면증이 재발하면 어떡하죠?
- 오늘 밤에도 자다 깨다를 반복하면 앞으로도 계속해서 잠을 못 잘 것 같아요.

며칠 동안 잠을 못 잔 경험이 잠에 대한 불안을 키운다. '나는 절대로 못 자는 사람이야', '오늘 밤 잠들지 못할 거야'라는 부정적 확언이 화근이 되어 잠이 확~ 달아나 버린다. '오늘 밤은 잠을 잘 수 있어', '수면 리듬이 서서히 회복될 거야', '나의 수면은 다시 좋아질 거야'와 같은 긍정적 확언으로 마음의 여유를 가져보자.

8. 자기 비난적 사고

- 다른 사람들은 베개에 머리만 대면 자는데 왜 나만 잠을 못 자는 것일까?
- 잠 하나 제대로 못 자고 할 줄 아는 것이 하나도 없어. 나 자신이 한심하다.
- 이렇게 잠을 못 자면 내일 하루 종일 멍하게 있겠지. 나는 무능한 인간이야.

가족들이 편안하게 잠들어 있을 때, 나만 잠을 이루지 못하면 상대적 박탈감을 느끼고 자책에 빠질 수 있다. 불면의 밤에 '잠들지 못하는 나'와 '비난하는 나'가 마음의 무대를 차지한다. 이때 필요한 것은 '잠들지 못하는 나'를 따뜻하게 안아주는 '자비의 나'이다. 잠이 오지 않을 때는 가슴 중앙에 손을 얹고 자신을 안아준다. 혹은 '내가 잠을 못 자는 이유는 여러 가지가 있어. 내가 문제는 아니야'와 같은 자기 수용적 태도가 필요하다.

9. 누우면 떠오르는 생각들

- 내일 중요한 회의가 있는데 실수하지 말아야 하는데….
- 그 사람이 그때 왜 나에게 그런 말을 했을까? 내가 만만했나?
- 그 집을 왜 팔았을까? 조금만 더 가지고 있다 팔 것을….

잠자리에 누우면 잠이 오지 않고 여러 가지 생각들이 떠오른다. 직장에서 있었던 일들, 실수, 후회, 그리고 내일에 대한 걱정들이 무의식적으로 머릿속을 스쳐 지나간다. 과거와 미래를 오가는 다양한 생각과 걱정은 뇌를 각성시키는 결과를 낳는다. 이럴 때는 억지로 생각을 바꾸려고 노력하기보다는 차라리 침대에서 나오는 것이 낫다. 침대에 누워 있으면 끝없는 생각 속에서 밤을 지새우게 될 가능성이 크기 때문이다.

10. 적정 수면 시간을 못 채운 것에 관한 생각

- 어제 잠을 못 잤으니, 오늘은 낮잠을 자서 잠을 보충해야 해.
- 지난밤 잠을 설쳤으니, 오늘은 일찍 잠자리에 들어야 해.
- 새벽에 잠이 들었으니 오전 늦게까지 잠을 자야 해.

충분한 잠을 못 잔 것에 대한 보상 심리가 생길 수 있다. 하지만 수면 리듬이 깨진 상태에서는 불규칙한 패턴이 이어지지 않도록 주의해야 한다. 낮잠을 자거나 아침에 늦게 일어나는 것은 오히려 수면 리듬을 깨뜨리고 밤에 잠드는 것을 어렵게 한다. 낮과 밤의 경계를 세우기 위해 정해진 수면 시간을 잘 지키고 규칙적으로 일어나는 것이 중요하다.

마음을 관찰하는 마음챙김 습관

마음챙김은 지금 이곳에서의 감각, 생각, 감정에 주의(attention)를 기울이며 일정한 거리를 두고 관찰하는 것을 의미한다. 마음은 만들어졌다가 사라지기를 반복하는데 그 과정을 자각하며 떨어져서 관찰하는 것이 마음챙김이다. 그렇다면 마음챙김을 왜 해야 하는 걸까? 마음챙김을 하게 되면 고통스러운 생각과 감정을 직면하면서 자연스럽게 흘려보낼 힘이 생긴다. 또한 현재의 순간에 주의를 기울이며 지금 이곳에서의 삶을 온전히 살 수 있게 해준다.

1. 불안에 대한 마음챙김

잠들기 어려운 정서적 문제는 불안이다. 에너지가 있다면 그 불안을 직면한다. 불안 덩어리가 뭔지 약간의 호기심을 가지고 지켜본다. 불안이 일어날 때 몸의 어느 부위에서 느껴지는지 가만히 바라본다. 가슴인가? 배인가? 머리인가? 손인가? 발인가? 어깨인가?/ 몸 부위의 어떤 형태로 불안이 나타나는가? 식은땀, 열감, 어깨 근육의 긴장, 입술 마름, 손발 떨림, 배의 딱딱함, 어금니 물기로 나타나는가?/ 얼마나 불안이 지속되는가? 1초? 5초? 30초? 그 이상인가?/ 그 강도는 어느 정도인지 살펴본다. 1인가? 5인가? 10인가?/ 이와 같이 불안할 때 몸의 부위, 형태, 지속시간, 강도를 약간의 거리를 두고 관찰한다. 관찰하게 되면 저절로 수용은 따라온다. 신경이 예민해서 불안을 자주 느낀다면 불안 마음챙김을 해보자.

2. 반추(되새김질)와 걱정에 대한 마음챙김

과거의 부정적인 사건을 되새김질하는 것은 현재의 삶을 방해하고 고통을 초래한다. 원치 않는 과거의 생각에 사로잡히기보다는 그 생각을 떨어져서 바라보는 것이 중요하다. 그 생각을 자각하고 현재의 감각에 머물러 본다. 미래에 대한 걱정으로 주의가 쏠리면, 마음챙김을 통해 '걱정'이라고 이름을 붙여 주고 지금 이 순간에 집중한다. '갑자기 잠을 못 자 이명이 생기면 어쩌지?'라는 염려가 떠오르면, '아, 내가 지금 걱정을 하고 있구나!' 알아차림 한다. 그 걱정은 단지 생각일 뿐, 사실이 아니다. 마음챙김은 반추와 걱정을 줄이는 데 유용하다.

3. 휴대폰에 대한 마음챙김

휴대폰을 보고 싶은 욕구를 알아차린다. 휴대폰에서 카톡을 확인하고 싶은지, 블로그 글쓰기에 대한 댓글을 확인하고자 하는지, 유튜브에서 구독하고 있는 동영상을 보고자 하는지, 인스타그램이나 페이스북의 사진이나 글을 검색하고 싶은지 알아차림 한다. 특히 잠자리에 누웠을 때 휴대폰을 보고자 하는 마음을 알아차린다. 휴대폰을 보지 않을 때의 상실감을 잠시 떨어져서 바라본다. 그 상실감은 몸의 어디에 존재하는지 가만히 지켜본다. 상실감의 지속 시간과 강도를 관찰한다.

4. 졸음(잠에 대한 욕구)과 피곤함(휴식 욕구)에 대한 마음챙김

졸음은 잠이 오는 느낌이나 상태로 하품이 나고 눈꺼풀이 무거워지고 눈이 감기는 상태와 행동이다. 졸음이 심한 경우엔 순간 꾸벅 고개를 떨어뜨리는 행동으로 나타난다. 반면, 피곤함은 몸이 개운하지 않고 무거운 상태, 에너지가 낮은 상태, 스트레스 수준은 높고 머릿속에 잡념이 많은 상태이다. 피곤함은 두통과 어지럼증을 동반하기도 한다. 그래서 스트레스가 많은 날엔 피곤함으로 침대에 누웠지만 잠이 오지 않는 것이다. 잠자리에 들기 전, 졸음과 피곤함의 차이를 알고 몸이 잘 준비가 되어 있는지에 대한 알아차림이 필요하다. 졸음의 정도를 알아서 참을 수 없는 졸음이 올 때 잠자리에 눕는다.

5. 각성에 대한 마음챙김

각성은 신체적 각성과 인지적 각성으로 나뉜다. 신체적 각성은 근육의 긴장도 증가, 심박수가 분당 100회 이상으로 빨라진 빈맥, 발한과 같은 말초신경계의 반응으로 알 수 있다. 반면, 인지적 각성은 생각이나 걱정의 과도로 나타난다. 신체적 각성과 인지적 각성이 일어날 때 신체를 관찰하고 몸을 대상화하면서 알아차림을 지속한다.

다음은 수면 전 각성 척도(Pre-Sleep Arousal Scales:PSAS)[10] 이다. 이를 참고로 자신의 각성 상태를 알아본다.

< 인지적 각성 >
전혀 1, 약간 2, 보통 3, 많이 4, 심하게 5

1. 잠드는 것에 대한 걱정이 있다. (　　　)
2. 하루 동안 있었던 사건들을 되새기거나 깊이 생각하는 경향이 있다. (　　　)
3. 우울하거나 불안한 생각들이 있다. (　　　)
4. 수면 외의 다른 문제에 대해 걱정하는 경향이 있다. (　　　)
5. 정신적으로 기민하고 활동적인 상태이다. (　　　)

6. 생각을 멈출 수 없는 경향이 있다. (   )

7. 머릿속으로 계속해서 생각이 돌아다닌다. (   )

<신체적 각성>

전혀 1, 약간 2, 보통 3, 많이 4, 심하게 5

1. 주변의 소리나 환경 소음에 쉽게 산만해진다. (   )

2. 심장이 빠르게 뛰거나 불규칙하게 뛴다. (   )

3. 몸 전체에서 초조하고 불안한 느낌이 있다. (   )

4. 숨이 차거나 호흡이 힘들다. (   )

5. 근육이 긴장된 느낌이 있다. (   )

6. 손이나 발, 혹은 전체적으로 추운 느낌이 있다. (   )

7. 위장 장애가 있다.(배가 불룩하거나 초조한 느낌, 속 쓰림, 메스꺼움, 가스 등) (   )

8. 손바닥이나 몸의 다른 부위에서 땀이 난다. (   )

9. 입이나 목이 건조하다. (   )

총점: _____점

<채점>

점수가 높을수록 잠들기 전 각성 수준이 높다. 최저 16점~최고 80점

6. 한계치에 대한 알아차림

인간은 욕구 덩어리이기 때문에 많은 시간을 '욕구—나'로 살아간다. 그 욕구들을 다 채우기 위해 애쓰다 보면 한계치에 직면할 때가 있다. 한계치를 넘어설 경우, 몸이 아프거나 마음이 아프거나 심지어 목숨을 잃기도 한다. 운전을 할 때, 산에 오를 때, 지하철을 탈 때, 다른 사람들이 앞서거나 뛰면 덩달아 같이 뛰게 된다. 우리는 운동, 공부, 일, 다이어트, 그리고 취미까지도 모든 것을 경쟁적으로 하는 문화 속에서 살고 있다. 그래서 한계치에 대한 알아차림이 필요하다. 하지만 한계치를 깨닫는다는 것을 노력하지 않는 걸로 오해해서는 안 된다. 한계를 알되 그 한계 속에서 해야 할 것들을 하며 살아가는 것이다. 한계치에 대한 알아차림은 어떻게 하는 것일까? 예를 들어, 요가 동작을 할 때 '일자 뻗기'를 한 번에 잘하려고 하면 안 된다. 꾸준히 오랜 시간 동안, 몸의 유연성을 길러야만 가능하다. 호흡에 주의를 기울이는 것도 한계치에 대해서 알 수 있는 방법이다. 목, 가슴, 어깨 부위에서 호흡이 자주 느껴지면 한계치에 가까워지고 있다는 신호이다. 이럴 땐 잠깐 멈추고 몸이 주는 신호에 귀를 기울인다. 그리고 한계가 있는 몸을 존중하고 사랑해 줘야 한다.

7. 잠에 대한 마음챙김의 태도

다음은 존 카밧진(Jon Kabat-Zinn)의 마음챙김 태도를 참고로 작성하였다. 존 카밧진은 미국 메사추세츠대학교 의과대학 명예교수이며 마음챙김에 기반한 스트레스 감소 프로그램(Mindfulness-Based Stress Reduction, MBSR)을 개발한 분이다.

1) 비판단(Non-judgement)

우리는 평가하거나 판단하는 것이 습관화되어 있다. '잠을 한숨도 못 잤어', '나는 잠을 못 자는 사람인가'와 같은 생각들이 모두 판단이다. 우리는 '잠이 좋다 나쁘다', '잠을 잤다, 못 잤다'와 같은 평가를 한다. 이런 판단과 평가가 일어나고 있음을 알아차리고, 그것들을 자연스럽게 흘려보낸다. 평가나 판단을 멈추고, 고요히 몸의 감각에, 호흡에 주의를 기울이며 관찰하는 것이 바로 마음챙김 명상이다.

2) 인내심(Patience)

수면의 변화에는 시간이 필요하다. 효과가 즉시 나타나지 않는다고 조급해 하지 않는다. '수면 지침들을 실천하다 보면 서서히 수면이 좋아지겠지'라고 생각하면서 기다린다. 수면이 빨리 회복되었으면 하는 조급증을 알아차리고 내려놓는다. 첫술에 배부를 수 없으니 인내하면서 하루하루를 보낸다.

3) 초심자의 마음(Beginner's mind)

초심자의 마음이란 모든 것을 마치 처음 보듯이 대하는 마음이다. 우리는 매 순간의 경험에 대해 가치 판단을 한다. 잠자리에 들기 전, 잠에 대한 불안을 처음 경험하는 것처럼 가만히 관찰해 보자. 과거에 잠을 못 자서 느꼈던 불안으로 대하지 말자. 그 불안을 제대로 경험해 보자는 마음의 태도로 온전히 불안에 주의를 기울인다. 불안을 초심자의 마음으로 경험한다면 그 불안이 자연스럽게 흘러간다는 깨달음이 올 것이다.

4) 자신에 대한 믿음(Trust myself)

건강한 수면 습관 형성을 위해 노력하고 있는 나 자신을 믿는다. 마음챙김을 할 때 감각, 감정, 생각은 자신이 느끼는 것이지 타인이 느끼는 것이 아니다. 잠에 있어서도 나 자신을 믿고 '그저 할 뿐'의 자세로 수면 위생과 이완법 등을 실행해 보자.

5) 애쓰지 않음(Non-Striving)

건강한 수면 습관을 실천하되, 그것을 통해 당장 효과나 결과를 보려고 노력하지 않는다. 수면 지침을 지키려고 노력하되 그것을 완벽하게 하려고 애쓰지 않는다. '꼭 잠을 자야 해'라는 생각으로 잠을 강요하다 보면 각성 상태가 되어 잠이 멀어질 수 있다. 애쓰지 않음을 실천하는 '무의식적 노력'을 통해, 자연스럽게 하루하루를 보내 보자.

6) 수용(Acceptance)

수용이란 현재의 경험이나 상황을 있는 그대로 인정하는 것이다. 즉, 어떤 것이든 있는 그대로 받아들인다는 것을 의미한다. 잠에 대한 생각이든, 불안이든, 잠과 관련된 스트레스로 인한 몸의 반응이든, 의식에 떠오르면 모두 그대로 받아들인다. 억누르거나 저항하지 않고 수용할 때, 그 경험은 자연스럽게 흘러가게 된다.

7) 비집착, 내려놓기(Letting-go)

잠에 대한 집착을 내려놓는다. 집착하는 마음을 알아차리고, 자연스럽게 흘려보낸다. 그 마음을 상상 속 나뭇잎에 올려놓고 시냇물에 흘려보내듯이 가볍게 놓아준다. 한 번 흘려보내고, 또 흘려보내며 계속 반복하다 보면, 집착은 서서히 희미해진다. 잠자리에 들었을 때 생각들이 꼬리를 물고 밀려올 때가 있다. 이럴 때는 생각들을 억누르려 하지 말고, '아, 이런 생각을 하고 있구나' 알아차리며 가만히 바라본다. 그러다 보면 자연스럽게 내려놓는 힘이 생긴다.

"자려고 누우면 근심과 생각들로 머릿속이 복잡해 밤새 뒤척였어요. 가슴이 답답하고 호흡이 가빠질 때, 그 감각들을 한 발 떨어져서 지켜보았죠. 몸의 감각을 객관적으로 관찰하는 마음챙김을 통해 잠에 대한 불안이 점차 사라졌어요. 잠들기 전에 마음이 차분해지고 걱정거리가 줄어들면서, 잠에 푹 빠질 수 있었어요." _은호 씨

속닥속닥 나에게 건네는 문구

　불면증은 다양한 스트레스 사건으로 인해 발생하는 경우가 많으며, 스트레스 사건이 끝났음에도 잠과 관련된 스트레스가 계속될 경우 만성 불면증으로 이어진다. 스트레스 관리를 위해 웰빙인지기법을 활용해 보자. 웰빙인지는 활성화될 때 스트레스 정서를 줄이거나 웰빙 정서를 일으키는 생각이다.[11] 웰빙인지 문구는 주어진 상황을 다르게 해석하여 웰빙인지를 활성화함으로써 스트레스로 인한 동기 상태(동기좌절, 동기좌절예상)를 줄이거나 웰빙의 동기 상태(동기충족, 동기충족예상)를 높이는 기법이다.[12] 웰빙인지 문구는 시, 에세이 구절, 드라마 대사, 성경 구절, 광고 문구 등 다양한 형태로 존재한다. 스트레스 상황을 극복하기 위해 다음의 웰빙인지 문구를 반복하거나 눈에 잘 보이는 곳에 붙여 놓는다. 이 기법은 긍정심리학의 한 영역으로 생각을 다스리는 데 효과적이다.

1. 받아들임의 문구

수용의 왜? (예, 내가 왜 힘든 걸까?, 내가 왜 화가 나는 걸까?)

지나가는 과정입니다

나의 한계와 부족함을 수용하자

이것을 통해 배웠다

지금 이대로도 괜찮아

순리에 맡겨라

지금의 이 고통은 의미가 있을 거야

이 또한 지나가리라

인생의 60%는 좋은 날보다 힘든 날이 더 많다

2. 실행력을 높이는 문구

그저 할 뿐

지금의 노력이 미래의 나를 만든다

나를 믿고 앞으로 나아가자

행동이 생각을 이긴다

작은 성취가 큰 자신감을 만든다

묻지도 따지지도 말고 하자

어제보다 나은 내가 되자

포기하지 않는 자가 이긴다

완벽하지 않아도 괜찮아, 시작이 반이다

3. 걱정을 줄이는 문구

그냥 걱정일 뿐

안 되는 일에 너무 마음 쓰지 마라

하루가 저무는 것처럼 걱정도 저무는 밤이길

너희 염려를 다 주께 맡기라

걱정은 내일에 있고 행복은 지금 여기에 있다

내가 걱정하는 대부분은 일어나지 않아

호흡을 깊게 하자. 모든 것이 괜찮아질 거야

내가 통제할 수 있는 것에만 신경 쓰자

모든 걱정은 바람에 날려 보내자

4. 관계가 힘들 때 사용할 수 있는 문구

인간은 원래 외롭다

그러거나 말거나

좋은 사람에게만 좋은 사람이면 된다

타인의 시선으로부터 자유로워지자

괜찮아, 내 잘못이 아니야

나를 지키기 위해 '아니요'라고 말하자

필요할 때 거리를 두는 것도 용기야

진정한 관계는 서로를 지치게 하지 않아

모두에게 맞추지 않아도 괜찮아

타인은 당신에게 큰 관심이 없다

모두에게 사랑받을 수는 없다

5. 응원하는 문구

나 자신을 믿어

나는 나를 응원한다

어젯밤 잠을 못 잤지만, 오늘 하루 참 잘했어

오늘도 힘내

고생했다. 이제 좀 쉬어

오늘만 날이 아니지, 내일도 있잖아, 내일 잘하면 돼

괜찮아, 할 수 있어

6. 여유를 주는 문구

천천히 내 호흡대로 살아가자

느긋하게, 여유롭게, 자유롭게

잠시 쉬어가도 괜찮아

천천히, 느리게

자연의 소리를 들으며 쉼을 찾자

지금 이 순간이 소중해

바람처럼 자유롭게, 물처럼 부드럽게

햇살을 느끼며 오늘을 살아가자

하루에 한 번은 하늘을 보자

바쁨 속에서도 여유를 찾자

오늘이 있어야 내일이 있다

7. 희망의 문구

쨍하고 해 뜰 날이 올 거야

행복의 한쪽 문이 닫히면 다른 쪽 문이 열린다

어둠이 오는 곳에는 반드시 새벽이 찾아온다

오늘의 노력은 내일의 행복을 만든다

성공은 자신감과 노력의 결실이다

나의 꿈을 이루기 위해 오늘도 나아간다

나의 미래는 내가 만든다

내가 가는 길에는 희망의 꽃들이 피어 있다

항상 비가 온 후에 무지개가 뜨기 마련이야

8. 위로를 주는 문구

편한 숨을 쉬어 봐

나는 충분히 가치 있는 사람이야

나에게 친절하게 대하자

나를 사랑하고 아껴 주자

나는 괜찮은 사람이야

지금까지 잘해왔어, 앞으로도 잘할 거야

너무 애쓰지 않아도 괜찮아

좀 못하면 어때?

미지근하게 사는 것도 괜찮아

토닥토닥 불면증

"침대에 누웠을 때 '하루가 저무는 것처럼 걱정도 저무는 밤이길'의 문구를 되새겼는데 걱정이 잦아져서 스르르 잠에 빠졌어요."
_서연 씨

"타인의 생각과 감정을 살피며 맞추다 보니 피곤하고 지쳐요. 관계 동기를 낮추는 '그러거나 말거나'의 문구가 와닿았어요. 관계 스트레스로 힘들었는데 이 문구를 반복하게 되니 자기 전에 생각이 줄어 잠이 솔솔 왔어요."_동현 씨

나만의 행복 적금, 좋아하는 행동들

잠을 충분히 자지 못한 날이라도 평소 즐기던 활동을 꾸준히 유지하는 것이 중요하다. 수면이 부족하더라도 일상에서 좋아하는 일들을 계속 실천하면, 건강한 수면 패턴을 찾을 수 있다. 행복을 가져오는 정서별 행동 목록을 작성해 보고, 수면 문제로 부정적인 감정에 휩싸일 때 이 목록을 보고 실천해 보자. 웰빙행동[13]을 통해 기분을 개선할 수 있으며, 기분이 긍정적으로 바뀌면 생각도 자연스럽게 긍정적으로 변한다. 기분이 나쁘면 부정적인 생각이 떠오르고, 기분이 좋을 때는 긍정적인 생각이 떠오르기 마련이다. 스트레스를 느낄 때는 깊이 고민하지 말고, 다음과 같은 행동을 실천해 보자. 즉각적이고 눈에 띄는 긍정적 감정을 경험할 수 있을 것이다.

1. 평온함을 주는 행동들
  - 바흐, 모차르트 클래식 음악 듣기
  - 허브 차, 대추 차 마시기
  - 조용한 공간에서 나만의 족욕이나 반신욕 즐기기

- 미술관에 가서 자신만의 속도로 그림 감상하기
- 자연 속을 산책하며 자연 감각에 머물러 보기
- 평온함을 주는 책 읽기
- 몸의 감각을 느끼며 천천히, 느긋하게 요가하기
- 담요 한 장을 깔고 공원에서 풍경 즐기기
- 사각사각 눈길을 걷기
- 힐링 에세이 읽기

2. 재미를 주는 행동들
- 넷플릭스에서 드라마나 영화를 몰아보기
- 탁구, 사이클, 배드민턴 등 좋아하는 운동하기
- 맥주 한잔 마시면서 친구와 수다 떨기
- 노래방에 가서 큰 소리로 노래 부르기
- 동네 서점에서 아날로그적 감성에 젖어 보기
- 흥이 나는 가사를 외워서 노래 부르기
- 대학로에서 연극 관람하기

3. 상쾌함을 주는 행동들
- 아침 햇살 맞으며 조깅하기
- 바깥 풍경이 보이는 창가 근처에서 요가나 스트레칭 하기

- 어질러진 책상 및 옷장 정리하기
- 발라드 노래 틀어놓고 목욕하기
- 바람의 몸짓을 느끼며 자전거 타기

4. 성취감이나 뿌듯함을 주는 행동들

- 기상 후 이부자리 정리를 습관처럼 하기
- 조깅이나 아침 줄넘기와 같은 가벼운 운동으로 하루를 시작하기
- 한 주를 화분 물 주기로 시작하기
- 노트에 하루하루 일정, 계획, 느낀 점을 짧게 기록하기
- 하루 30분 독서를 꾸준하게 실천하기
- 아주 작은 목표를 세우고 실행하기
- 새로운 것을 시도해 보기
- 신체적 도전(운동)이나 창의적 도전(프로젝트, 아이디어)을 시도하기
- 젊은 연출가의 창작 뮤지컬 보기

4. 행복을 주는 행동들

- 가족들과 외식하기
- 인터넷에서 맛집을 검색한 후 맛집 여행하기
- 고즈넉한 골목길을 구석구석 걷기
- 친구와 맛있는 음식을 먹으며 수다 삼매경에 빠지기

- 따사한 햇살을 맞으며 걷기
- 가을 낙엽 길을 조용히 걷기
- 시와 음악이 있는 전시회 관람하기
- 소도시를 다니며 사진을 찍기

토닥토닥 불면증

"불면증으로 좋아하던 여행을 안 다녔었는데, 지난주 친구들과 제주도 여행을 다녀왔어요. 웰빙행동으로 기분 전환이 되어서 눈을 감자마자 잠이 들었어요." _현우 씨

불면증 연구소

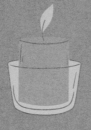

불면증 재발 시 대처 가이드

불면증이 재발했을 때는, CBT-I(인지행동치료, Cognitive Behavioral Thera py for Insomnia)의 핵심 원리를 활용한다. 큰 스트레스 사건이 다시 찾아오면 수면 리듬이 틀어질 수 있음을 인지하고, 불면증의 재발을 두려워하지 않는 태도를 갖는다. 과거 불면증에 대한 부정적 경험이 몸과 마음에 남아 두려움을 유발할 수 있다. 이 두려움이 오히려 불면증을 악화시킬 수 있다. 두려움에 압도되지 말고, '괜찮아, 수면 리듬은 가끔 흐트러질 수 있어. 불면증은 잠깐 왔다가 사라질 거야'라는 담대한 마음을 가져본다. 잠자리에 들기 전, 몸이 잘 준비가 되었는지 살핀다. 졸음이 와서 누웠는데도 각성 상태로 잠이 달아나면, 잠자리에서 나와 수면 압력이 다시 올라올 때까지 기다린다. 이때 이완 훈련, 가벼운 두뇌 활동, 스트레칭 등을 활용한다. 또한 과거에 효과가 있었던 아래의 몇 가지 수면 관련 지침들을 떠올려 실천한다. 수면 일지를 작성하여 수면 패턴, 잠든 시간, 일어난 시간 등을 기록하며 수면의 변화를 모니터링한다. 만약 이러한 방법들을 실천했는데도 수면 리듬이 회복되지 않거나 잠에 대한 불안이 높아진다면, 수면 심리학자의 도움을 받는 것이 좋다.

< 수면 관련 지침 >

1. 기상 시간을 규칙적으로 한다.

2. 운동시간을 평소보다 늘린다.

3. 수면 시간을 평소보다 줄인다. (누워 있는 시간을 줄인다)

4. 오전 시간을 알차게 활용한다.

5. 뇌 활동을 꾸준히 한다.

5. 이완의 시간을 간간이 갖는다.

6. 잠자리에 들기 1~2시간 전에 족욕이나 반신욕을 한다.

7. 자기 직전엔 휴대폰 사용을 자제하고 편안한 두뇌 활동을 한다.

8. 졸음이 올 때까지 버티다 눕는다.

9. 초저녁 잠자리에 누워서 자려고 애쓰지 않는다.

10. 잠을 못 자더라도 잠에 집착하지 않고 낮에 할 일을 찾아 그 일에
    몰두한다.

교대 근무자를 위한 수면 안내

교대 근무를 하는 직종들에는 소방관, 요양보호사, 간호사, 경찰관 등이 있는데 이 업종에 있는 분들이 수면장애를 상당히 겪고 있다. 교대 근무자는 낮 시간에 잠을 자야 하는 경우가 많아 수면치료에 오기도 어렵다. 교대 근무자에게 가장 권하는 것은 체력 관리이다. 체력 관리를 위해 꾸준한 운동을 유지하기 바란다.

1. 교대 근무 시간은 시계방향으로 한다. 아침 근무, 저녁 근무, 야간 근무의 3교대 순방향 근무가 좋다. 3주 동안 근무 시간이 유지된다면 기상 시간을 규칙적으로 한다.
2. 규칙적인 운동을 통해 체력을 기른다. 단, 잠들기 3시간 전에는 격렬한 운동은 피한다.
3. 밤 근무를 하는 동안에는 불을 밝게 켜 놓는다.
4. 아침에 귀가할 때는 선글라스를 사용해서 자연광 노출을 최소화한다.
5. 침실 환경에 신경을 쓴다. 암막 커튼 사용하기, 귀마개 사용하기,

방음에 신경을 쓴다.

6. 광(光) 치료기를 사용한다. 저녁이나 밤에 출근할 때 광(光) 치료기를 사용해서 잠을 깨운다.

7. 취침 전에는 몸과 마음을 이완한다. 목욕이나 족욕하기, 약간은 지루한 책을 읽기, 스트레칭 등으로 긴장을 푼다.

8. 자기 1시간 전에는 휴대폰, 태블릿, 컴퓨터를 사용하지 않는다.

9. 교대 근무를 하더라도 그 안에서 규칙적인 생활을 하려고 노력한다.

10. 야간 근무를 마친 후 아침 식사는 하지 않는다. 야간 근무 중 가벼운 식사는 괜찮다.

11. 야간 근무 사이사이 휴식 시간이 있다면 분할 잠을 자 본다.

12. 야간 근무를 마칠 즈음엔 카페인 음료를 먹지 않는다.

불면증 진단 검사

불면증은 수면의 개시가 어려운 '수면입면 문제', 중간에 자주 깨는 '수면유지 문제', 새벽에 깨서 다시 잠들지 못하는 '조조각성 문제'를 포함한다. 아래의 검사는 지난 한 달 동안의 불면증의 정도를 점검할 수 있는 자기보고식 검사이다. 1번 문항은 잠들기까지의 시간을 평가하는 '수면입면 문제'에 관한 것이다. 2번은 중간에 안 깨고 잘 자는지에 관한 '수면유지 문제'를 점검하는 문항이다. 3번 문항은 새벽에 잠을 깨서 다시 잠들지 못하는 상태를 물어보는 '조조각성 문제'를 평가한다. 조조각성은 스트레스가 심한 사람이나 어르신에게 나타난다. 4번 문항은 수면에 대한 주관적 만족도를 물어보는 문항이다. 5번 문항은 불면증으로 인한 일상생활의 어려움을 평가한다. 6번은 불면증으로 인해 주변인들이 걱정을 하는 정도에 관한 문항이고, 7번 문항은 수면 문제로 인한 개인의 주관적 고통을 평가한다. 내 현재의 수면은 어느 정도인지를 파악하기 위해 '불면증 진단 검사'를 해 보자.

다음 질문들은 불면 증상과 관련된 것입니다. 문항을 잘 읽고 해당하는 숫자에 체크를 해 주십시오. 지난 한 달 동안의 수면에 대해 답해 주십시오.

1. 잠자리에 누운 후 잠드는 데 30분 이상 걸린다.

전혀	거의	가끔	자주	매일
0	1	2	3	4

2. 잠이 들고 얼마 지나지 않아 깬다. 다시 잠들기 힘들다.

전혀	거의	가끔	자주	매일
0	1	2	3	4

3. 새벽에 너무 일찍 깬다. 다시 잠들지 못한다.

전혀	거의	가끔	자주	매일
0	1	2	3	4

4. 당신은 현재의 수면 상태에 얼마나 만족하고 있습니까?

매우만족	약간만족	다소만족	상당히 불만	매우 불만족
0	1	2	3	4

5. 수면 문제로 일상생활에 지장을 받는다.

전혀	거의	가끔	자주	매일
0	1	2	3	4

6. 수면 문제로 다른 사람들이 걱정한다.

전혀	거의	가끔	자주	매일
0	1	2	3	4

7. 당신은 수면 문제에 대해 얼마나 고통받고 있습니까?

전혀	거의	가끔	자주	매일
0	1	2	3	4

나의 불면증 점수는? _____점

0~7점: 불면증 없음

8~14점: 기준에 약간 못 미치는 불면증

15~21점: 중간 정도의 불면증

22~28점: 심한 불면증

총점은 0~28점

점수가 높을수록 불면증 증상이 심함을 의미함

출처:

1) Cho, Y. W., Song, M. L., & Morin, C. M. (2014). Validation of a Korean version of the insomnia severity index. *Journal of clinical neurology*, 10(3), 210-215.

2) Bastien, C. H., Vallières, A., & Morin, C. M. (2001). Validation of the Insomnia Severity Index as an outcome measure for insomnia research. *Sleep medicine*, 2(4), 297-307.

잠에 대한 신념과 태도 검사 (DBAS-16)

이 검사는 수면제에 대한 태도, 수면에 대한 통제감 상실과 걱정, 수면에 대한 잘못된 기대, 불면증의 원인 및 결과에 대한 잘못된 귀인을 알아보는 것이다. 잠을 방해하는 신념과 태도에 대해 알아차림하고 유연한 마음으로 대처해 보자.

1. 잠에 대한 신념과 태도 검사

다음의 문항은 잠에 대해 갖고 있는 생각과 태도와 관련된 문항입니다. 정답은 없으므로 본인이 동의하는 정도에 따라 해당하는 숫자에 동그라미로 표시해 주세요. 당신의 상황과 직접적으로 맞지 않더라도 모든 문항에 답해 주시기 바랍니다.

0 전혀 그렇지 않다 / 1 거의 그렇지 않다 / 2 아주 드물게 그렇다 / 3 드물게 그렇다 / 4 때때로 그렇다 / 5 보통 그렇다 / 6 가끔 그렇다 / 7 자주 그렇다 / 8 거의 항상 / 9 항상 그렇다 / 10 매우 항상 그렇다

1. 낮에 기운을 차리고, 일을 잘하려면 8시간은 자야 한다.

   전혀   보통   매우

   0___1___2___3___4___5___6___7___8___9___10

2. 전날 잠을 충분히 못 자면, 다음 날 낮잠을 자거나 잠을 좀 더 오래

   자서 보충을 해야 한다.

   전혀   보통   매우

   0___1___2___3___4___5___6___7___8___9___10

3. 만성 불면증이 내 건강에 심각한 영향을 미칠지도 모른다는 염려를

   한다.

   전혀   보통   매우

   0___1___2___3___4___5___6___7___8___9___10

4. 잠을 잘 조절할 수 있는 능력을 잃을지 모른다는 걱정을 한다.

   전혀   보통   매우

   0___1___2___3___4___5___6___7___8___9___10

5. 밤에 잠을 잘 못 자면 다음 날 일상 활동을 하는 데 지장을 준다고 알고 있다.

전혀   보통   매우

0___1___2___3___4___5___6___7___8___9___10

6. 낮 동안 맑은 정신으로 일을 잘하기 위해서는, 밤에 잠을 못 자느니 수면제를 먹는 것이 더 낫다고 생각한다.

전혀   보통   매우

0___1___2___3___4___5___6___7___8___9___10

7. 낮에 짜증 나고 우울하거나 불안하게 느낀다면, 그건 대개 전날 밤에 잠을 잘 못 잤기 때문이다.

전혀   보통   매우

0___1___2___3___4___5___6___7___8___9___10

8. 낮에 피곤하고, 기력이 없거나 기능을 잘못한다고 느낄 때는, 보통 그 전날 밤에 잠을 잘 자지 못했기 때문이다.

전혀   보통   매우

0___1___2___3___4___5___6___7___8___9___10

9. 충분히 잠을 못 자면 다음 날 낮에 기능을 거의 할 수 없다.

전혀 보통 매우

0___1___2___3___4___5___6___7___8___9___10

10. 밤에 잠을 잘 잘 수 있을 것인지 절대 예측할 수 없다.

전혀 보통 매우

0___1___2___3___4___5___6___7___8___9___10

11. 수면장애로 인해 생기는 부정적인 문제들에 대처할 만한 능력이
거의 없다.

전혀 보통 매우

0___1___2___3___4___5___6___7___8___9___10

12. 하룻밤 잠을 잘못 자면, 그것이 그 주 전체의 수면 스케줄에 지장
을 준다고 알고 있다.

전혀 보통 매우

0___1___2___3___4___5___6___7___8___9___10

13. 불면증은 근본적으로 화학적 불균형에 의해 생긴다고 생각한다.

전혀   보통   매우

0___1___2___3___4___5___6___7___8___9___10

14. 불면증 때문에 인생을 즐기지 못하고, 내가 원하는 것을 하지 못하게 된다고 느낀다.

전혀   보통   매우

0___1___2___3___4___5___6___7___8___9___10

15. 잠을 못 잘 때 유일한 해결책은 약물 치료일 것이다.

전혀   보통   매우

0___1___2___3___4___5___6___7___8___9___10

16. 밤에 잠을 잘못 잔 다음 날 사회 혹은 가정에서 내가 해야 할 일들을 피하거나 취소하게 된다.

전혀   보통   매우

0___1___2___3___4___5___6___7___8___9___10

채점 방법: 점수가 높을수록 잠에 대한 역기능적 신념과 태도를 가짐

2. 잠에 대한 신념과 태도에 대한 네 가지 하위 영역

1) 불면증의 원인 및 결과에 대한 오귀인 0~10점으로 표시

평균점수= 총점/7문항

- 밤에 잠을 잘못 잔 다음 날 사회 혹은 가정에서 내가 해야 할 일들을 피하거나 취소하게 된다. (　　　)점
- 낮에 짜증 나고 우울하거나 불안하게 느낀다면, 그건 대개 전날 밤에 잠을 잘 못 잤기 때문이다. (　　　)점
- 낮에 피곤하고, 기력이 없거나 기능을 잘 못한다고 느낄 때는 보통 그 전날 밤에 잠을 잘 자지 못했기 때문이다. (　　　)점
- 충분히 잠을 못 자면 다음 날 낮에 기능을 거의 할 수 없다. (　　　)점
- 하룻밤 잠을 잘못 자면, 그것이 그 주 전체의 수면 스케줄에 지장을 준다고 알고 있다. (　　　)점
- 밤에 잠을 잘못 자면 다음 날 일상 활동을 하는데 지장을 준다고 알고 있다. (　　　)점
- 불면증은 근본적으로 화학적 불균형에 의해 생긴다고 생각한다. (　　　)점

평균점수: _____점

2) 잠에 대한 통제감 상실과 걱정 0~10점으로 표시

　　평균점수= 총점/5문항

- 만성 불면증이 내 건강에 심각한 영향을 미칠지도 모른다는 염려를 한다. (　　　)점
- 잠을 잘 조절할 수 있는 능력을 잃을지 모른다는 걱정을 한다.
　(　　　)점
- 밤에 잠을 잘 잘 수 있을 것인지 절대 예측할 수 없다. (　　　)점
- 수면 장애로 인해 생기는 부정적인 문제들에 대처할 만한 능력이 거의 없다. (　　　)점
- 불면증 때문에 인생을 즐기지 못하고, 내가 원하는 것을 하지 못하게 된다고 느낀다. (　　　)점

　　　　　　　　　　　　　　　　평균점수: _____점

3) 잠에 대한 잘못된 기대 0~10점으로 표시

　　평균점수= 총점/2문항

- 낮에 기운을 차리고, 일을 잘하려면 8시간은 자야 한다. (　　　)점
- 전날 잠을 충분히 못 자면, 다음 날 낮잠을 자거나 잠을 좀 더 오래 자서 보충해야 한다. (　　　)점

　　　　　　　　　　　　　　　　평균점수: _____점

4) 수면제에 대한 태도 0~10점으로 표시

　평균점수=총점/2문항

- 낮 동안 맑은 정신으로 일을 잘하기 위해서는, 밤에 잠을 못 자느니

　수면제를 먹는 것이 더 낫다고 생각한다. (　　　)점

- 잠을 못 잘 때 유일한 해결책은 약물 치료일 것이다. (　　　)점

　　　　　　　　　　　　　　　　평균점수: ＿＿＿＿점

위의 네 가지 하위 영역에서 각 평균점수가 10점에 가까울수록 잠에

대한 생각이나 태도를 전환하는 것이 좋다. 어느 영역의 생각 바꾸기

가 필요한지를 인지하고 새로운 관점으로 접근해 보자.

출처:

1) 유은승, 고영건, 성기혜, & 권정혜. (2009). 한국판 수면에 대한 역기능적 신념 및 태도 척도에 대한 타당화 연구. *Korean Journal of Clinical Psychology*, 28(1), 309-320.

2) Morin, C. M., Vallières, A., & Ivers, H. (2007). Dysfunctional beliefs and attitudes about sleep (DBAS): validation of a brief version (DBAS-16). *Sleep*, 30(11), 1547-1554.

수면 일지로 수면 상태 파악하기

수면 일지 Q & A

Q1. 수면 일지가 무엇인가요?

A1. 수면 일지는 매일 매일의 잠의 상태와 활동량, 이완 훈련 등을 적
는 일지예요. 자신의 일과에 대한 기록을 통해 동기부여를 할 수
있고 스스로를 객관화할 수 있어요. 무엇보다 건강한 수면 습관을
만드는 데 도움이 됩니다.

Q2. 수면 일지는 언제 작성하나요?

A2. 매일 작성하되 아침 기상 후에 작성하면 좋아요. "너무 일찍 잠자
리에 누웠구나!", "기상 후 침대에 많이 누워 있었네.", "족욕을 했
더니 입면 시간이 빨라졌네.", "운동을 했더니 수면 리듬이 돌아오
네."와 같이 자신의 하루 일과에 대해 촘촘하게 무엇을 하고 무엇
을 하지 말아야 할지를 알 수 있어요.

Q3. 수면 일지를 작성하는 것이 귀찮아요.

A3. 매일 작성하는 것이 귀찮을 수 있어요. 귀찮을 때는 그 마음을 수용해 주세요. 자신을 다그치지 말고 일부분만이라도 기입해 보는 건 어떨까요? 예를 들어, 기상 시간과 취침 시간에 대해서는 기입을 못하더라도 운동만이라도 적어 보세요. 그것도 귀찮다 싶으면 수면 일지를 작성을 안 해도 됩니다. 다만, 건강한 수면 관련 활동들은 유지하세요.

Q4. 시계를 보지 말라고 했는데 어떻게 수면 시간을 기록할 수 있어요?

A4. 수면 위생 사항에 '시계 보지 않기'가 있죠. 거실에 있는 벽시계를 활용하고 침실에는 시계를 치우는 게 좋아요. '시계를 안 보기'보다는 '시계를 덜 보기'라는 표현이 적절할 수 있죠. 수면 시간에 관련해서는 아주 정확하지 않아도 되니 편안한 마음으로 작성하세요. 수면은 개인이 느끼는 수면에 대한 주관적인 지각이 중요해요.

수면 일지

년   월   일

기상 시간	___시 ___분
침대에 누운 시간	___시 ___분
잠들기까지 걸린 시간	_____(시간, 분)
중간에 깬 횟수	___회
총 수면 시간	____시간 ____분
낮 동안 소파, 침대, 안마의자에 누워 있는 시간	____시간 ____분
지하철이나 버스에서 졸은 시간	____시간 ____분
운동	오늘 한 운동 _____ 언제? 아침/점심/저녁 얼마나 오랫동안 하셨나요? _____시간/분
낮 동안 집중하는 뇌 활동 (영어공부, 자격증 공부, 글쓰기, 전공 공부, 강의 듣기, 독서 등등)	뇌 활동 종류: 언제? 아침/ 점심/ 저녁 뇌 활동 시간 ____시 ____분 얼마나 오랫동안 했나요? _____시간/분
자기 1~2시간 전에 족욕, 반신욕, 전신욕을 했나요?	예( ) 아니요( ) 종류: 족욕/ 반신욕 / 전신욕
자기 전 가벼운 뇌 활동	뇌 활동 종류 (색칠하기, 점 잇기, 필사, 독서, 스도쿠, 기타:) 어디에서? _____ 언제? ____시 ____분 얼마나 오랫동안 했나요? _____시간/분

자기 전 이완 훈련	이완 훈련 종류 (호흡법, 점진적 근육이완법, 몸 명상, 심상법) 어디에서? _____ 언제?　____시 ____분 얼마나 오랫동안 하셨나요? _____시간/분

수면 관련 약물들

다음은 약학정보원에서 가져온 수면 관련 약물들에 대한 정보이다. 일부 내용만 가져온 것이니 약학정보원 사이트에 가서 자세한 내용 등을 참고하기 바란다. 단, 약물의 색깔이나 형태는 용량에 따라 달라질 수 있다.

1. 수면유도제

1) 쿨드림
- 성상: 무색 내지 연한 청록색의 투명한 액상의 내용물을 함유한 연청록색의 볼록한 타원형 연질캡슐
- 식약처 분류: 최면진정제(112)
- KPIC 약효분류: Diphenhydramine Hydrochloride
  : 정신/행동장애>최면진정제(수면제)>기타
- 효능 효과: 일시적 불면증의 완화
- 용법 용량: 성인 1일 1회 50mg을 취침 전 복용

- 사용상의 주의 사항: 불면증은 심한 질병의 한 증상일 수도 있으므로 이 약을 투여한 후 2주 이상 불면증이 지속될 때에는 의사와 상담하십시오.

2) 아론정

- 성상: 흰색의 타원형 필름코팅정
- 식약처 분류: 최면진정제(112)
- KPIC 약효분류: Doxylamine Succinate
  : 정신/행동장애>최면진정제(수면제)>기타
- 효능 효과: 불면증의 보조치료 및 진정
- 용법 용량: 성인 1일 1회 25mg을 반드시 수면 30분 전에 경구 투여한다.
- 사용상의 주의 사항: 때때로 항콜린작용(부교감신경작용을 억제해 심장박동과 혈압상승)이 나타날 수 있다. 이 약을 투여 시 졸음이 올 수 있으므로 취침 시에 투여한다. 낮에 졸음이 나타날 경우에는 용량을 감소한다.

2. 벤조디아제핀계

1) 자낙스정

- 성상: 엷은 보라색의 타원형 정제
- 식약처 분류: 정신신경용제(117)
- KPIC 약효분류: Alprazolam
  : 정신/행동장애>항불안제> 벤조디아제핀계
- 효능 효과: 불안장애의 치료 및 불안증상의 단기완화, 우울증에 수반하는 불안, 정신신체장애(위·십이지장궤양, 과민성대장증후군, 자율신경실조증)에서의 불안·긴장·우울·수면장애
- 용법 용량: 1회 0.25-0.5mg 1일 3회를 개시요법으로 하고 1일 4mg을 최대용량으로 한다.
- 사용상의 주의 사항: 졸음, 주의력·집중력·반사운동능력 등의 저하 등이 나타날 수 있다.

2) 로라반정

- 성상: 황색의 원형 정제
- 식약처 분류: 정신신경용제(117)
- KPIC 약효분류: Lorazepam
  : 정신/행동장애>항불안제> 벤조디아제핀계

- 효능 효과: 신경증에서의 불안·긴장·우울, 정신신체장애(자율신경실
  조증, 심장신경증)에서의 불안·긴장·우울
- 용법 용량: 성인 1일 1~4mg을 2~3회 분할 경구 투여한다. 신경증 및
  정신신체장애의 경우 1일 10mg까지 투여할 수 있다.
- 사용상의 주의 사항: 졸음, 어지러움, 휘청거림, 기립성 조절장애, 두
  통, 이명, 불면, 심계항진, 보행실조 등이 나타날 수 있다.

3) 리보트릴정

- 성상: 엷은 주황색의 원형 정제
- 식약처 분류: 항전간제(113)
- KPIC 약효분류: Clonazepam
  : 신경계질환>항경련제>GABA 작용 증가약> 벤조디아제핀계
- 효능 효과: 공황장애
- 용법 용량: 초기 용량은 1일 1.5mg을 초과하지 않으며 3회 동량으로
  분할 경구 투여한다. 동량으로 투여하지 않을 경우 가장 많은 용량
  은 저녁에 투여한다.
- 사용상의 주의 사항: 졸음, 휘청거림, 어지러움, 운동실조 등이 비교
  적 흔히 나타난다.

4) 졸민정

- 성상: 보라색의 타원형 정제
- 식약처 분류: 최면진정제(112)
- KPIC 약효분류: Triazolam
  : 정신/행동장애> 최면진정제(수면제)> Benzodiazepine계>단시간형
- 효능 효과: 불면증의 단기간 치료
- 용법 용량: 이 약은 단기간(보통 7-10일) 투여되어야 하며, 치료기간은 최대 2-3주를 초과하지 않는다. 0.125~0.25mg을 취침 전에 경구 투여한다.
- 사용상의 주의 사항: 수면운전(즉, 수면진정제 복용 후 완전히 깨지 않은 상태에서 운전을 하며, 환자는 이를 기억하지 못함)과 같은 복합 행동이 보고되었다. 중증의 아나필락시스 및 아나필락시스 양반응 등이 나타나기도 한다.

5) 할시온정(졸민정과 같은 약)

- 성상: 백색의 타원형 정제
- 식약처 분류: 최면진정제(112)
- KPIC 약효분류: Triazolam
  : 정신/행동장애>최면진정제(수면제)>Benzodiazepine계>단시간형
- 효능 효과: 불면증의 단기간 치료

- 용법 용량: 이 약은 단기간(보통 7-10일) 투여되어야 하며, 치료기간은 최대 2-3주를 초과하지 않는다. 0.125-0.25mg을 취침 전에 경구 투여한다.
- 사용상의 주의 사항: 불면증에 투여하는 경우에는 장기간 투여를 피하고, 단기간 동안만 투여한다. 부득이하게 계속 투여하는 경우에는 정기적으로 환자의 상태, 증상 등의 이상 유무를 충분히 확인한 후 신중히 투여해야 한다.

6) 데파스정

- 성상: 연한 분홍색의 원형 필름코팅정
- 식약처 분류: 정신신경용제(117)
- KPIC 약효분류: Etizolam
  : 정신/행동장애> 항불안제> Thienodiazepine계
- 효능 효과: 신경증에서의 불안·긴장·우울·신경쇠약증, 우울증에 수반되는 불안·긴장, 정신신체장애(고혈압, 위·십이지장궤양)에서의 불안·긴장·우울.
  다음 질환에서의 불안·긴장·우울 및 근긴장: 경추증, 요통, 근수축성 두통.
  다음 질환에 의한 수면장애: 신경증, 우울증, 정신분열증, 정신신체장애(고혈압, 위·십이지장궤양)

- 용법 용량: 수면장애는 1일 1회 1-3mg 취침 전 투여한다. 고령자는 1일 1.5mg 투여한다.
- 사용상의 주의 사항: 졸음, 주의력·집중력·반사운동 능력 등의 저하가 일어날 수 있으므로 자동차 운전 등 위험을 수반하는 기계 조작을 하지 않도록 주의한다.

7) 루나팜정

- 성상: 흰색의 원형 정제
- 식약처 분류: 최면진정제(112)
- KPIC 약효분류: Flunitrazepam
  : 정신/행동장애>최면진정제(수면제)> Benzodiazepine계>중장시간형
- 효능 효과: 불면증
- 용법 용량: 0.5mg-1mg을 취침 전에 경구 투여하며 중증의 경우 2mg까지 투여할 수 있다.
- 사용상의 주의 사항: 수면 운전(즉, 수면진정제 복용 후 완전히 깨지 않은 상태에서 운전하며 환자는 이를 기억하지 못함)과 같은 복합 행동이 보고되었다. 수면 진정제 복용 후 완전히 깨지 않은 환자의 다른 복합 행동(음식준비, 음식 먹기, 전화하기, 성관계)이 보고되었다. 수면 운전과 같이 환자들은 이러한 행동을 대체로 기억하지 못한다.

8) 명인브로마제팜정

- 성상: 담홍색의 원형 정제
- 식약처 분류: 정신신경용제(117)
- KPIC 약효분류: Bromazepam

  : 정신/행동장애> 항불안제> Benzodiazepine계
- 효능 효과: 신경증에서의 불안·긴장·우울, 정신신체장애에서의 불안·긴장·우울
- 용법 용량: 외래환자의 경우 1회 1.5mg-3mg을 1일 3회 경구 투여한다. 중증환자의 경우 1회 6-12mg 1일 2-3회 투여한다.
- 사용상의 주의 사항: 졸음, 주의력·집중력·반사운동 능력 등의 저하가 나타날 수 있으므로 이 약을 투여 중인 환자는 자동차 운전 등 위험을 수반하는 기계의 조작을 하지 않도록 주의한다. 이 약 또는 벤조디아제핀계 약물 복용 후, 상당히 짧은 반감기를 갖는 다른 벤조디아젠핀계 약물로 전환하는 경우 금단증상이 발생할 수 있다.

3. 비벤조디아제핀계 졸피드정

- 성상: 백색 장방형의 필름코팅제
- 식약처 분류: 최면진정제(112)
- KPIC 약효분류: Zolpidem Tartrate

  : 정신/행동장애> 최면진정제(수면제)> Non-Benzodiazepine계> 단시간형

- 효능 효과: 성인에서의 불면증의 단기 치료
- 용법 용량: 이 약은 작용 및 발현이 빠르므로 취침 바로 직전에 경구 투여한다. 성인의 1일 권장량은 10mg이다. 이 약을 복용한 다음날 운전 또는 완전히 각성된 상태에서 이루어져야 하는 다른 행동에 장애를 일으킬 수 있으므로, 취침 직전에 1회 복용하되 약물 복용 후 기상 전까지 최소 7-8시간의 간격을 두도록 한다. 치료기간은 보통 수일에서 2주, 최대한 4주까지 다양하다. 다른 수면제들과 마찬가지로, 장기간 사용은 권장되지 않는다. 치료기간은 가능한 짧아야 하며 4주를 넘지 않도록 한다. 치료기간에 따라 남용과 의존성의 위험이 증가하므로 환자 상태에 대한 재평가 없이 최대 치료기간을 초과하여 투여하여서는 안 된다.
- 사용상의 주의 사항: 신경계 이상반응이 나타날 수 있다. 졸음, 두통, 어지러움, 불면증 악화, 선행성 건망증과 같은 인지장애가 나타날 수 있다.

4. 레메론정

- 성상: 미황색의 필름코팅 타원형 정제
- 식약처 분류: 정신신경용제(117)
- KPIC 약효분류: Mirtazapine
  : 정신/행동장애> 항우울제> 기타

- 효능 효과: 주요 우울증

- 용법 용량: 초기 용량은 1일 15mg이며 적절한 임상효과가 나타
날 때까지 용량을 증가시킬 필요가 있다. 1일 유효용량은 보통 15-
45mg이다.

- 사용상의 주의 사항: 임상시험에서 이 약 투여에 의한 이상반응으
로 많이 관찰되거나(5%이상) 위약투여군과 동일한 빈도로 관찰되
지 않은(위약투여군의 2배) 이상반응은 졸음(54%대 18%), 식욕증가
(17% 대 2%), 체중증가(12% 대 2%), 어지러움(7% 대 3%)이었다.

5. 서카딘서방정 (멜라토닌)

- 성상: 흰색 내지 회백색의 양면이 볼록한 원형 정제

- 식약처 분류: 최면진정제(112)

- KPIC 약효분류: Melatonin

  : 정신/행동장애> 최면진정제(수면제)> 기타

- 효능 효과: 수면의 질이 저하된 55세 이상의 불면증 환자의 단기치료

- 용법 용량: 1일 1회 1정을 식사 후 취침 1~2시간 전에 경구 투여하며,
씹거나 부수지 않고 통째로 복용한다. 이 약은 13주까지 투여할 수
있다.

- 사용상의 주의 사항: 이 약은 졸음을 유발할 수 있다. 졸음으로 인해
위험해 질 수 있는 경우의 환자에게 주의해서 투여해야 한다.

<모든 약물 복용 시 주의 사항>

모든 약물의 복용은 의사의 처방에 따라 사용되어야 하며, 의사의 지시를 엄격히 따라야 한다. 다른 약물과의 상호작용을 피하기 위해 의사에게 모든 의약품 사용 내역을 알려야 한다. 약물 사용 중에는 의사의 지도를 받는 것이 중요하다. 의사는 환자의 상태를 모니터링하고 부작용을 평가할 것이다. 환자의 개별적인 상태에 따라 적절한 용도와 용량이 결정되며 약물 사용에 관한 모든 의문이나 우려 사항은 의사와 상담하며 해결하는 것이 중요하다.

참고문헌

1 Bootzin, R. R. (1972). Stimulus control treatment for insomnia. Proceedings of the American Psychological Association, 7, 395-396.

2 Meadows, G. Acceptance and Commitment Therapy for Insomnia (ACT-I). Association for Contextual Behavioral Science.

3 Neff, K. D. (2003a). The development and validation of a scale to measure self-compassion. Self and identity, 2(3), 223-250.

4 Neff, K. (2003b). Self-compassion: An alternative conceptualization of a healthy attitude toward oneself. Self and identity, 2(2), 85-101.

5 김정호(2014). 스무살의 명상책. 서울: 불광출판사.

6 Greeson, J. M., Juberg, M. K., Maytan, M., James, K., & Rogers, H. (2014). A randomized controlled trial of Koru: A mindfulness program for college students and other emerging adults. Journal of American College Health, 62(4), 222-233.

7 Butz, S., & Stahlberg, D. (2018). Can self-compassion improve sleep quality via reduced rumination? Self and Identity, 17(6), 666-686.

8 Kok, B. E., Coffey, K. A., Cohn, M. A., Catalino, L. I., Vacharkulksemsuk, T., Algoe, S. B., & Fredrickson, B. L. (2013). How positive emotions build physical health: Perceived positive social connections account for the upward spiral between positive emotions and vagal tone. Psychological Science, 24(7), 1123-1132.

9 김정호 (2023). 자비수행: 자비의 이해와 실천. 서울: 주식회사 부크크.

10 Nicassio, P. M., Mendlowitz, D. R., Fussell, J. J., & Petras, L. (1985). The phenomenology of the pre-sleep state: the development of the pre-sleep arousal scale. Behaviour research and therapy, 23(3), 263-271.

11 김정호 (2015). 생각 바꾸기: 동기인지행동치료를 통한 스트레스-웰빙관리. 서울: 불광출판사.

12 김정호 (2023). 명상·마음챙김·긍정심리 훈련(MMPT) 워크북:행복과 성장을 위한 8주 마음공부. 서울: 불광출판사.

13 김정호(2023). 명상·마음챙김·긍정심리 훈련(MMPT) 워크북:행복과 성장을 위한 8주 마음공부. 서울: 불광출판사.